ALGORITMOS DE ESTUDIO EN EL LABORATORIO DE HEMATOLOGÍA

Eduardo J. Salido, Mercedes Berenguer, Valentín Cabañas, Juan Luis Delgado, Consuelo Funes, Faustino García, Ana García, Maria Isabel Macizo, Raúl Pérez, Elia Sanz.

José María Moraleda Jiménez, Jefe de Servicio de Hematología y Hemoterapia.

Servicio de Hematología y Hemoterapia.

Unidad de Medicina Materno-Fetal.

Hospital Clínico Universitario Virgen de la Arrixaca.

Con el aval científico de:

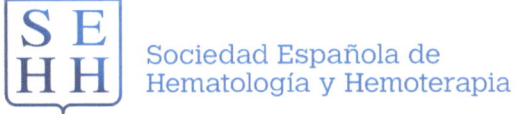

A Concha, el alma de este Servicio,

vuelve pronto que te necesitamos.

COORDINADOR:

Dr. Eduardo J. Salido Fiérrez
Servicio de Hematología y Hemoterapia.
Hospital Clínico Universitario Virgen de la Arrixaca.

AUTORES POR ORDEN ALFABÉTICO:

Dr. Mercedes Berenguer Piqueras
Laboratorio de Hematología. Sección de Eritropatología y Citología hematológica.
Servicio de Hematología y Hemoterapia. Hospital Clínico Universitario Virgen de la Arrixaca.

Dr. Valentín Cabañas Perianes
Laboratorio de Hematología. Sección de Eritropatología y Citología hematológica.
Servicio de Hematología y Hemoterapia. Hospital Clínico Universitario Virgen de la Arrixaca.

Dr. Juan Luis Delgado Marín
Jefe de la Unidad de Medicina Materno-Fetal. Servicio de Ginecología y Obstetricia.
Hospital Clínico Universitario Virgen de la Arrixaca.

Drª Consuelo Funes Vera.
Laboratorio de Hematología. Banco de Sangre y Laboratorio de Inmunohematología.
Servicio de Hematología y Hemoterapia. Hospital Clínico Universitario Virgen de la Arrixaca.

Dr. Faustino García Candel.
Laboratorio de Hematología. Sección de Hemostasia. Servicio de Hematología y Hemoterapia.
Hospital Clínico Universitario Virgen de la Arrixaca.

Drª Ana María García Hernández
Laboratorio de Hematología. Sección de Hemostasia. Servicio de Hematología y Hemoterapia.
Hospital Clínico Universitario Virgen de la Arrixaca.

Dr. María Isabel Macizo Soria.
Unidad de Medicina Materno-Fetal. Servicio de Ginecología y Obstetricia.
Hospital Clínico Universitario Virgen de la Arrixaca.

Dr. Raúl Pérez López
Laboratorio de Hematología. Servicio de Hematología y Hemoterapia.
Hospital Clínico Universitario Virgen de la Arrixaca.

Dr. Eduardo José Salido Fiérrez.
Laboratorio de Hematología. Servicio de Hematología y Hemoterapia.
Hospital Clínico Universitario Virgen de la Arrixaca.

Drª. Elia Sanz Imedio.
Laboratorio de Hematología. Banco de Sangre y Laboratorio de Inmunohematología.
Servicio de Hematología y Hemoterapia.

PRÓLOGO

Hoy en día la atención protocolizada es fundamental para garantizar una buena asistencia médica. Dicha protocolización no sólo debe aplicarse en el ámbito de la clínica asistencia, sino que también es necesaria en el Laboratorio.

Como en la vida misma, no conviene nunca olvidar los orígenes de uno. Sin embargo, los hematólogos, deslumbrados por la era de los genes y las terapias de ciencia ficción, nos empeñamos arduamente en ello.

Debemos recordar y defender nuestro Laboratorio y sus peculiaridades que lo hacen diferente al resto. Los hematólogos que trabajamos en el Laboratorio no nos podemos quedar en el resultado de una prueba solicitada, sino que, en la medida de nuestras posibilidades, de forma razonada y algorítmica, debemos hacer un estudio de laboratorio en función de los resultados que vamos obteniendo. De esta forma podremos dar un informe completo con un diagnóstico o conclusión final, lo más estandarizado posible.

Y es el hematólogo y sólo él, el especialista cualificado para emitir este informe.

En este manual publicamos, con el aval de la SEHH, los algoritmos o mapas mentales que utilizamos en nuestro Laboratorio. Probablemente son muy mejorables y probablemente se podrían hacer muchos más, pero sólo es un primer paso que además puede ayudar a implantar Sistemas de Calidad en forma de Acreditación o Certificación, que hoy día son fundamentales para la buena práctica en los Laboratorios Clínicos.

Eduardo J. Salido.

ABREVIATURAS USADAS

Ac	Anticuerpo
Ag	Antígeno
AHAI	Anemia hemolítica autoinmune
AHG	Antiglobulina humana
AVK	Antivitamina K
C	Complemento
CHCM	Concentración de hemoglobina corpuscular media
CID	Coagulación intravascular diseminada
CMF	Citometría de flujo
dRVVT	Ensayo con veneno de víbora de Russell diluido
D-D	D-dímero
EAI	Escrutinio de anticuerpos irregulares
EF	Electroforesis
EMA	5'eosina maleimida:
EvW	Enfermedad de Von Willebrand
HPLC	"high performance liquid chromatography"
HPN	Hemoglobinuria paroxística nocturna
KCT	"Kaolin clotting time"
MAT	Microangiopatía trombótica
NMPC	Neoplasias mieloproliferativas crónicas
LDH	Lactato deshidrogenasa
OMS	Organización Mindial de la Salud
PTT	Púrpura trombocitopénica trombótica
RGO	Resistencia clobular osmótica
SC	Sangre de cordón
SCT	"Silica clotting time"
SHUa	Síndrome hemolítico urémico atípico
TCD	Test de Coombs directo
TP	Tiempo de protrombina
TR	Tiempo ratio
TTPA	Tiempo de tromboplastina parcial activada
VCM	Volumen corpuscular medio

ÍNDICE DE CAPÍTULOS

Capítulo 1	Algoritmos de estudio en Inmunohematología en Hematología	8
1.1	Algoritmo de estudio del paciente portador de anticuerpos irregulares	9
1.2	Algoritmo de estudio en pacientes con TCD y/o autocontrol positivo sin transfusión reciente. Parte 1: suero positivo	11
1.3	Algoritmo de estudio en pacientes con TCD y/o autocontrol positivo sin transfusión reciente. Parte 2: suero negativo	14
1.4	Algoritmo de estudio en pacientes con TCD y/o autocontrol positivo con transfusión reciente. Parte 1: suero positivo	16
1.5	Algoritmo de estudio en pacientes con TCD y/o autocontrol positivo con transfusión reciente. Parte 2: suero negativo	18
Capítulo 2	**Algoritmos de estudio en Inmunohematología en Obstetricia**	22
2.1	Algoritmo de estudio inmunohematológico en gestantes	23
2.2	Algoritmo de estudio del recién nacido con TCD positivo. Madre Rh(D) negativa	25
2.3	Algoritmo de estudio del recién nacido con TCD positivo. Madre Rh(D) positiva	27
Capítulo 3	**Algoritmos de estudio en hemostasia básica**	31
3.1	Alargamiento aislado del TP	32
3.2	Alargamiento aislado del TTPA	34
3.3	Alargamiento combinado de TP y TTPA	36
3.4	Alargamiento combinado de TP y TTPA. Continuación	38
Capítulo 4	**Algoritmos de estudio en coagulación especial**	42
4.1	Algoritmo diagnóstico de la Enfermedad de Von Willebrand	43
4.2	Coagulopatías congénitas según los tiempos de coagulación	44
4.3	Estudio del anticoagulante lúpico	45
4.4	Algoritmo para el diagnóstico de la hemofilia A adquirida	46
Capítulo 5	**Algoritmos de estudios en serie roja**	49
5.1	Algoritmo de estudio inicial de anemia	50
5.2	Estudios de microcitosis no ferropénica. Despistaje y diagnóstico de talasemias	52
5.3	Despistaje y diagnóstico de hemoglobinas variantes	58
5.4	Aproximación diagnóstica de la anemia hemolítica congénita	59
5.5	Aproximación diagnóstica de la hemólisis intravascular	60
Capítulo 6	**Misceláneas**	63
6.1	Estudio de trombosis en el Laboratorio de Hematología	64
6.2	Actitud ante el hallazgo de esquistocitos en el frotis	65

CAPÍTULO 1

ALGORITMOS DE INMUNOHEMATOLOGÍA EN HEMATOLOGÍA

Eduardo Salido, Consuelo Funes, Mª. Isabel Macizo, Valentín Cabañas, Mercedes Berenguer, Ana M. García Hernández, Faustino García Candel, Raúl Pérez López.

1.1 ALGORITMO DE ESTUDIO DEL PACIENTE PORTADOR DE ALOANTICUERPOS.

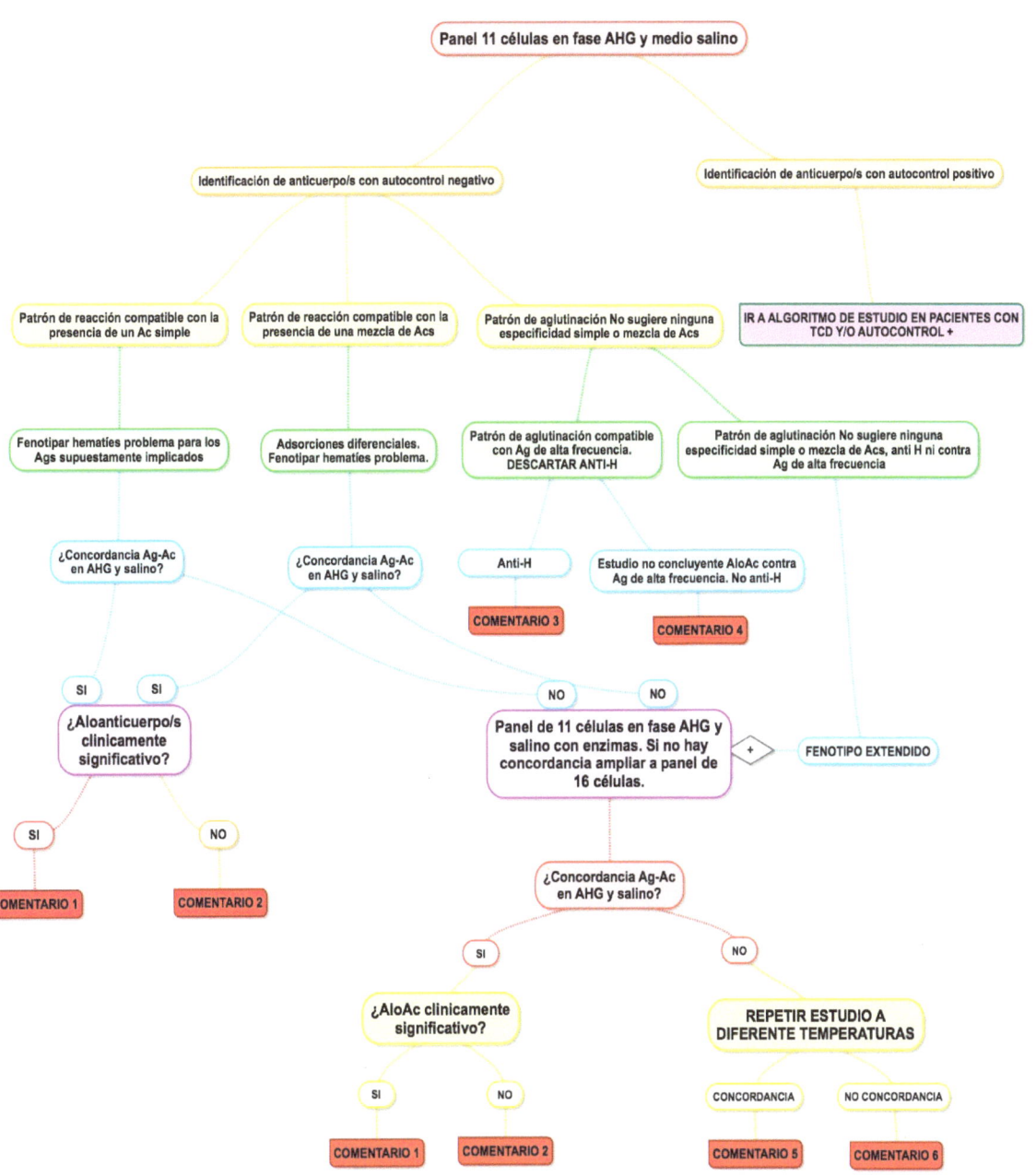

Paciente portador de aloanticuerpo/s. Comentarios propuestos.

Comentario 1. Se detecta la presencia de un aloanticuerpo de especificidad anti-___ de naturaleza IgG activo a 37ºC. Estos anticuerpos se producen como consecuencia de transfusiones o embarazos previos y no suponen ningún problema salvo nueva transfusión o gestación. En ese caso, presente este informe a su médico para que él lo comunique al Banco de Sangre. Para cualquier duda puede ponerse en contacto con el Servicio de Hematología de nuestro Hospital.

Comentario 2: Se detecta la presencia de un aloanticuerpo de especificidad anti-___ de naturaleza IgG activo a 37ºC. Este anticuerpo carece de importancia clínica y no se relaciona con reacciones hemolíticas transfusionales ni con enfermedad hemolítica del recién nacido. Para cualquier consulta puede ponerse en contacto con el Servicio de Hematología de nuestro Hospital.

Comentario 3: Se detecta la presencia de un anticuerpo de especificidad anti-H. Este anticuerpo no tiene importancia clínica desde el punto de vista transfusional ni gestacional.

Comentario 4: Se detecta la presencia de un aloanticuerpo contra un antígeno de alta frecuencia. Este anticuerpo puede ser clínicamente significativo y estar implicado en reacciones hemolíticas transfusionales y enfermedad hemolítica del recién nacido. Pendiente de detectar especificidad de dicho anticuerpo.

Comentario 5: Se detecta la presencia de un anticuerpo/s de especificidad anti____
-Rango térmico:
-Significación clínica:

Comentario 6: Se detecta la presencia de uno o varios aloanticuerpos que no podemos identificar debido a que el patrón de aglutinación no presenta ninguna especificidad. Se recomienda repetir estudio.

1.2 ALGORITMO DE ESTUDIO EN PACIENTES CON TCD Y/O AUTOCONTROL POSITIVO SIN TRANSFUSIÓN RECIENTE. PARTE 1: SUERO POSITIVO.

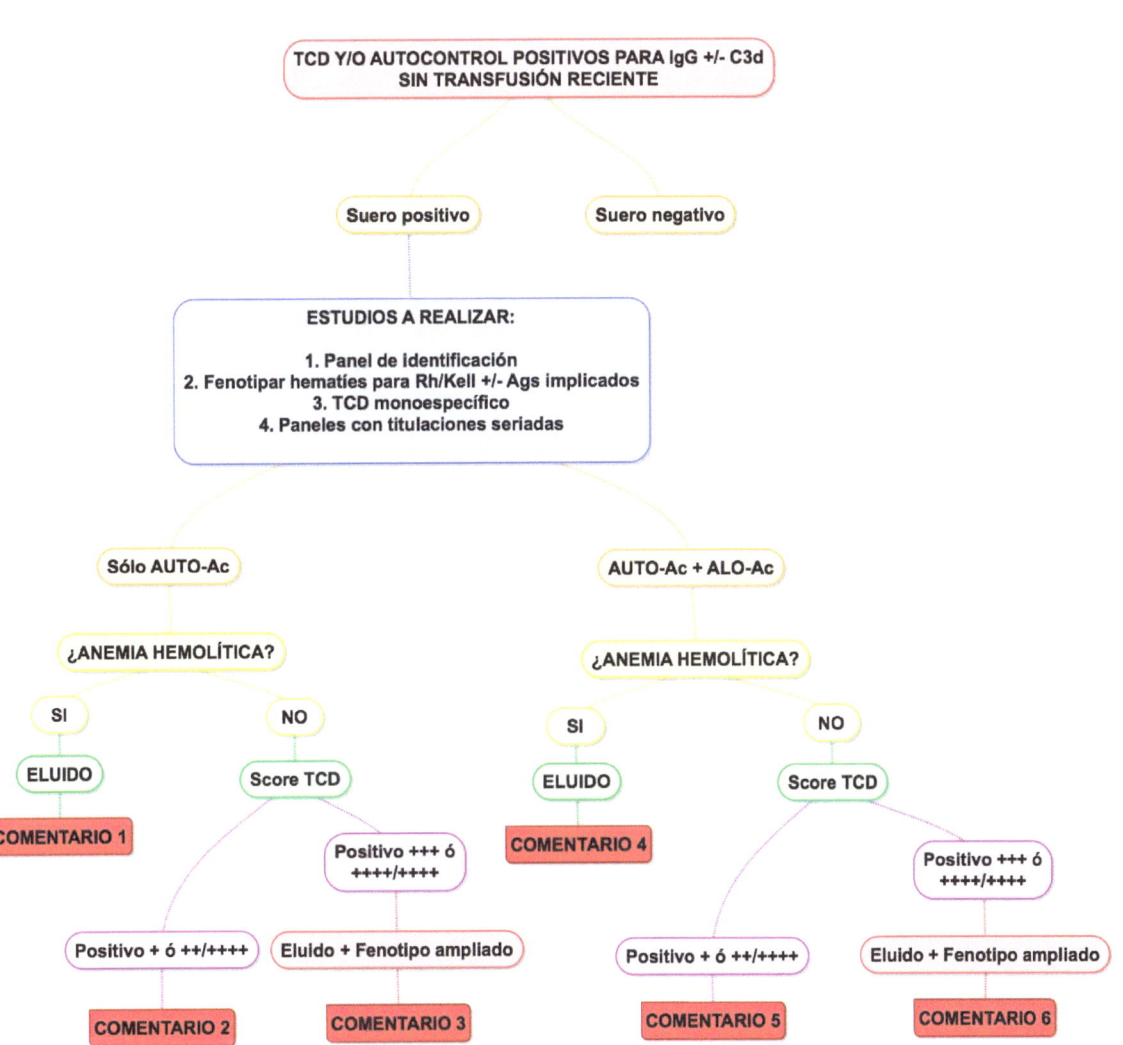

Paciente con TCD positivo y/o autocontrol positivo sin transfusión reciente. Parte 1: suero positivo. Comentarios propuestos.

Comentario 1. Estudio compatible con ANEMIA HEMOLÍTICA AUTOINMUNE por anticuerpos calientes IgG. Se detecta la presencia de un autoanticuerpo de especificidad anti___ en el suero y en el eluido. No puede descartarse la coexistencia de aloanticuerpo/s. Transfundir con criterio restrictivo (por riesgo de reacciones transfusionales y/o formación de aloanticueros). En casos imprescindibles, seleccionar hematíes de fenotipo compatible con el del paciente.

Comentario 2. Se detecta la presencia de un autoanticuerpo de especificidad___ en el suero y/o eluído del paciente No existe anemia hemolítica asociada. No se ha detectado la presencia de aloanticuerpo/s, aunque no se pueden descartar. Restringir todo lo posible las transfusiones; en caso de precisarlas, seleccionar hematíes de fenotipo compatible con el del paciente.

Comentario 3. Se detecta la presencia de un autoanticuerpo de especificidad___ en el suero y en el eluido. No existe anemia hemolítica asociada. No se ha detectado la presencia de aloanticuerpo/s, aunque no se pueden descartar. Se deben restringir las transfusiones por el alto riesgo de desarrollar aloanticuerpos; en caso de precisarlas se deberá transfundir siempre con hematíes compatibles con su fenotipo.

Comentario 4. Estudio compatible con ANEMIA HEMOLÍTICA AUTOINMUNE por anticuerpos calientes IgG. Se detecta la presencia de un autoanticuerpo de especificidad …… en el suero y en el eluido y un aloanticuerpo de especificidad …… en el suero. Se deben restringir las transfusiones por el alto riesgo de desarrollar más aloanticuerpos. En caso de precisarlas se deberá transfundir siempre con hematíes compatibles con su fenotipo. Los aloanticuerpos se producen como consecuencia de transfusiones o embarazos previos y no suponen ningún problema salvo una transfusión o gestación nueva. En este caso, presente este informe a su médico. Para cualquier consulta puede ponerse en contacto con el Servicio de Hematología de nuestro Hospital.

Comentario 5. Se detecta la presencia de un aloanticuerpo de especificidad …… y un autoanticuerpo de especificidad …… No existe anemia hemolítica asociada. Se deben restringir las transfusiones por el alto riesgo de desarrollar aloanticuerpos; en caso de precisarlas se deberá transfundir siempre con hematíes compatibles con su fenotipo. Los aloanticuerpos se producen como consecuencia de transfusiones o embarazos previos y no suponen ningún problema salvo una transfusión o gestación nueva. En ese caso, presente este informe a su médico para que él lo comunique al banco de sangre. Para cualquier consulta puede ponerse en contacto con el Servicio de Hematología de nuestro Hospital.

Comentario 6. Se detecta la presencia de un aloanticuerpo de especificidad …… en el suero y un autoanticuerpo de especificidad …… en el eluido. No existe anemia hemolítica asociada. Se deben restringir las transfusiones por el alto riesgo de desarrollar aloanticuerpos. En caso de precisarlas se deberá transfundir siempre con hematíes compatibles con su fenotipo. Los aloanticuerpos se producen como consecuencia de transfusiones o embarazos previos y no suponen ningún problema salvo transfusión o gestación nuevas. En ese caso, presente este informe a su médico para que lo comunique al Banco de Sangre. Para cualquier consulta puede ponerse en contacto con el Servicio de Hematología de nuestro Hospital.

1.3 ALGORITMO DE ESTUDIO EN PACIENTES CON TCD Y/O AUTOCONTROL POSITIVO SIN TRANSFUSIÓN RECIENTE. PARTE 2: SUERO NEGATIVO.

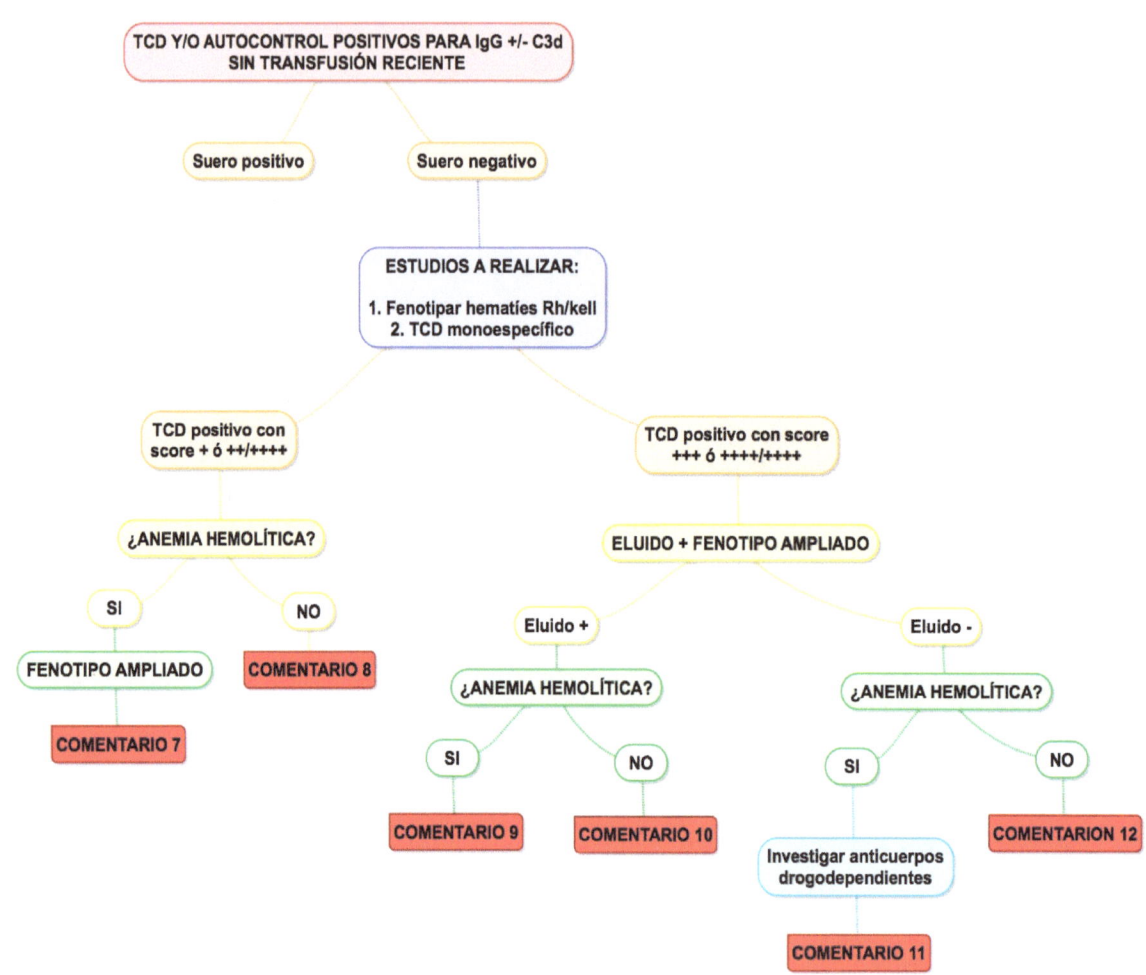

Paciente con TCD positivo y/o autocontrol positivo sin transfusión reciente.
Parte 2: suero negativo. Comentarios propuestos.

Comentario 7. Paciente con Test de coombs directo positivo débil y anemia hemolítica asociada. Se deben restringir las transfusiones por el alto riesgo de deasrrollar aloanticuerpos; en caso de precisarlas se deberá transfundir siempre con hematíes compatibles con su fenotipo.

Comentario 8. Paciente con Test de coombs directo positivo débil sin anemia hemolítica asociada.

Comentario 9. Estudio compatible con ANEMIA HEMOLÍTICA AUTOINMUNE por anticuerpos calientes IgG. Se detecta la presencia de un autoanticuerpo de especificidad_____ en el eluido. No se ha detectado la presencia de aloanticuerpos. Se deben restringir las transfusiones por el alto riesgo de desarrollar aloanticuerpos; en caso de precisarlas, se deberá transfundir siempre con hematíes compatibles con su fenotipo.

Comentario 10. Se detecta la presencia de un autoanticuerpo de especificidad_____ en el eluido. No existe anemia hemolítica asociada. No se ha detectado la presencia de aloanticuerpos. Se deben restringir las transfusiones por el alto riesgo de desarrollar aloanticuerpos; en caso de precisarlas, se deberá transfundir siempre con hematíes compatibles con su fenotipo.

Comentario 11. Paciente con Test de coombs directo positivo fuerte y anemia hemolítica No se ha detectado ningún autoanticuerpo ni en el suero ni en el eluido Se debe investigar la existencia de anticuerpos drogodependientes si existe sospecha clínica. Se deben restringir las transfusiones por el alto riesgo de desarrrolla aloanticuerpos; en caso de precisarlas, se deberá transfundir siempre con hematíes compatibles con su fenotipo.

Comentario 12. Paciente con Test de coombs directo positivo fuerte sin anemia hemolítica asociada. No se ha detectado ningún autoanticuerpo ni en el suero ni en el eluido.

1.4 ALGORITMO DE ESTUDIO EN PACIENTES CON TCD Y/O AUTOCONTROL POSITIVO CON TRANSFUSIÓN RECIENTE. PARTE 1: SUERO POSITIVO.

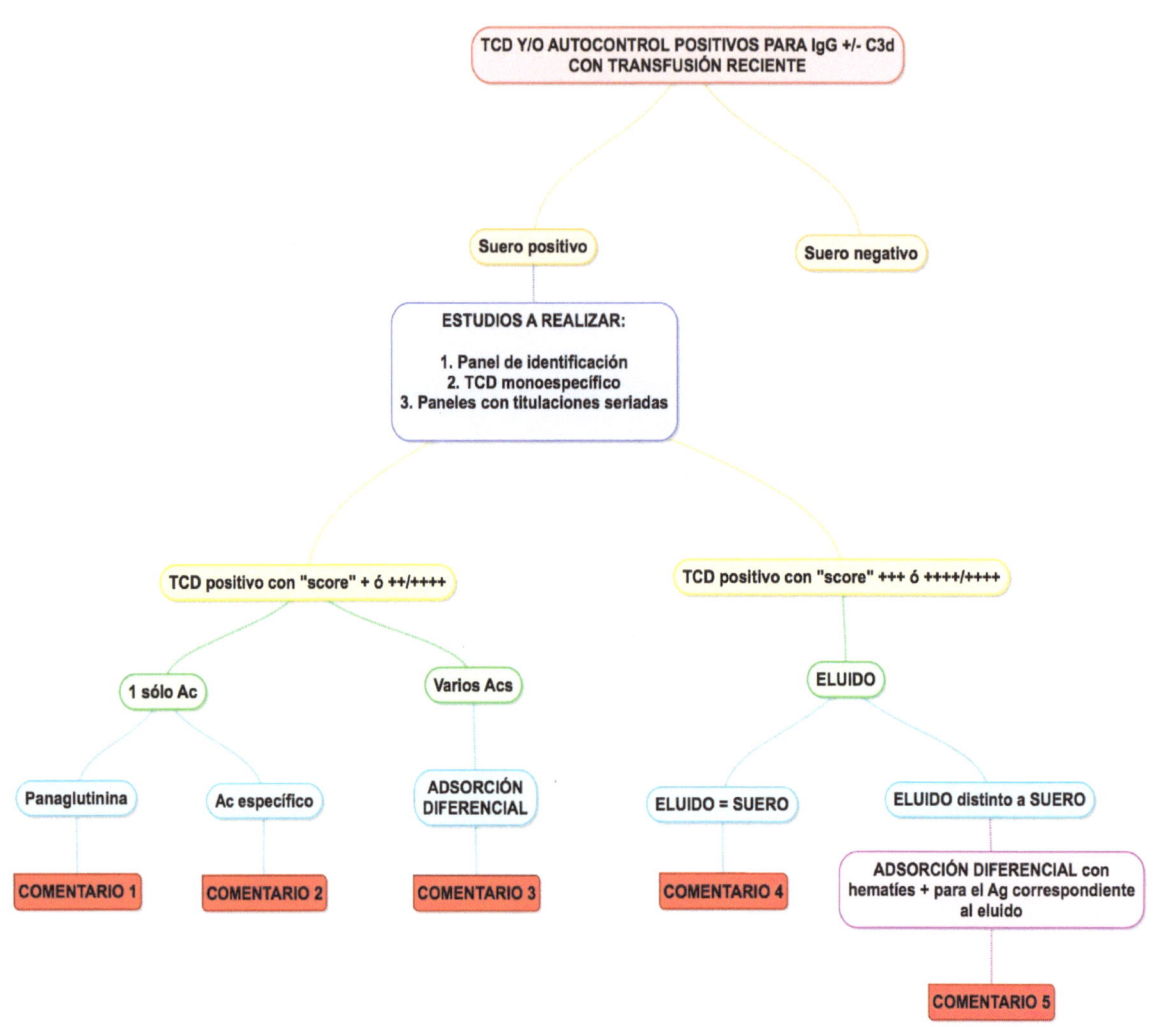

Paciente con TCD positivo y/o autocontrol positivo con antecedente de transfusión reciente. Parte 1: suero positivo.

Comentarios propuestos.

Comentario 1. Paciente con transfusión reciente que presenta Test de coombs directo positivo con "score" (____/++++). Se detecta panaglutinina sérica. No puede descartarse una reacción transfusional diferida. Repetir estudio a los 2-3 meses de la última transfusión.

Comentario 2. Paciente con transfusión reciente que presenta test de ccombs directo positivo con "score" (____/++++). Se detecta un anticuerpo sérico de especificidad____ y en eluído de especificidad_____. No puede descartarse una reacción transfusional diferida. Repetir estudio a los 2-3 meses de la última transfusión.

Comentario 3. Paciente con Test de Coombs directo positivo débil, que ha sido transfundido recientemente. Se evidencian en el plasma .... anticuerpos, de especificidad anti...... , anti....... Cabe la posibilidad de que se trate de una Reaccion transfusional retardada. Conviene repetir estudio a los 2-3 meses de la ultima transfusión.

Comentario 4. Paciente con Test de coombs directo positivo con "score" (____/++++) que presenta un anticuerpo en suero y en eluído de especificidad_____. Debe ser transfundido con hematíes ___ negativos. Puede tratarse de una reacción transfusional retardada. Repetir estudio a los 2-3 meses de la última transfusión.

Comentario 5. Paciente con Test de coombs directo positivo con "score" (____/++++) que presenta un aloanticuerpo de especificidad____y un anticuerpo en el eluído de especificidad_____que desconocemos si se trata de un alo o un autoanticuerpo por estar recientemente transfundido. Puede por tanto, tratarse de una reacción transfusional retardada. Repetir estudio a los 2-3 meses de la última transfusión.

1.5 ALGORITMO DE ESTUDIO EN PACIENTES CON TCD Y/O AUTOCONTROL POSITIVO CON TRANSFUSIÓN RECIENTE. PARTE 2: SUERO NEGATIVO.

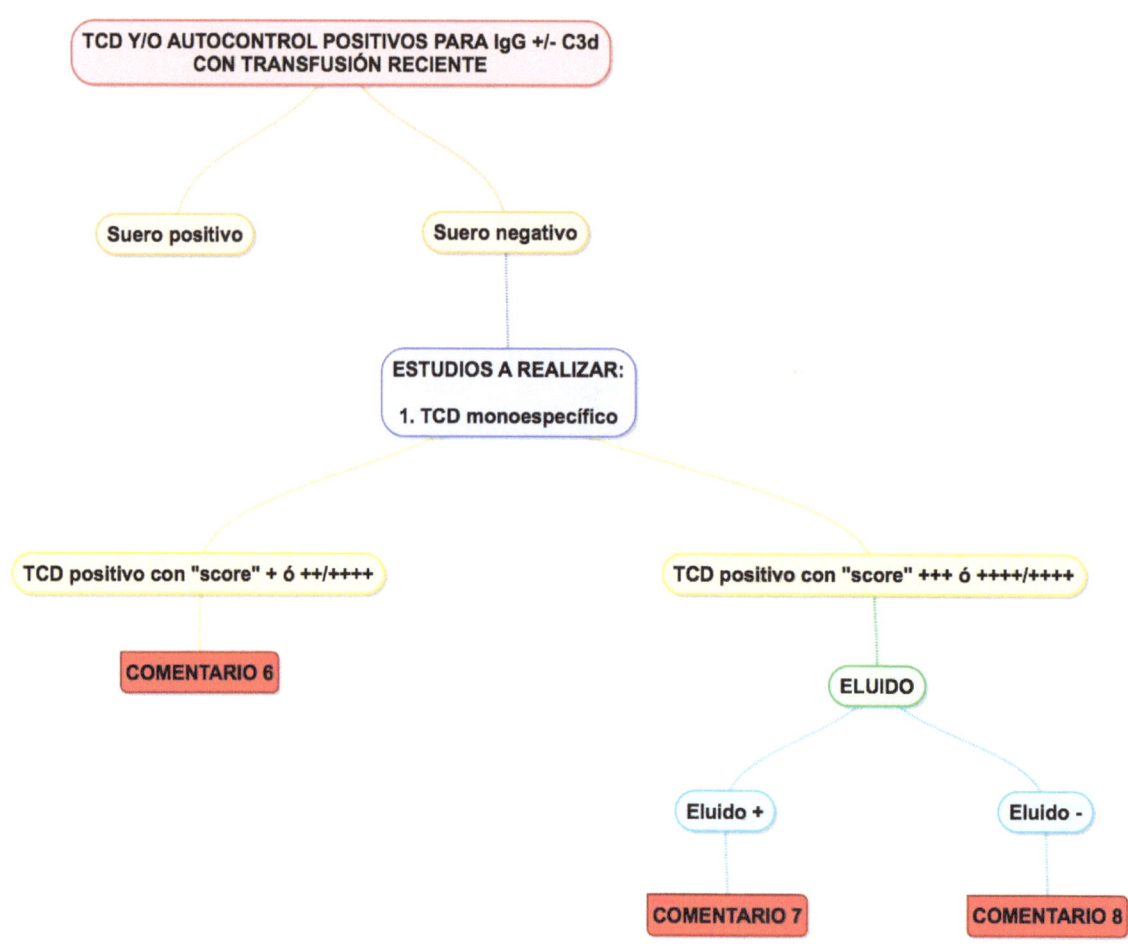

Paciente con TCD positivo y/o autocontrol positivo con antecedente de transfusión reciente. Parte 2: suero negativo.

Comentarios propuestos.

Comentario 6. Paciente con Test de coombs directo positivo con "score" (____/++++) recientemente transfundido. Cabe la posibilidad de que se trate de una reacción transfusional retardada. Repetir estudio a los 2-3 meses de la última transfusión.

Comentario 7: Paciente con Test de coombs directo positivo con "score" (____/++++) que presenta un anticuerpo en el eluído de especificidad_____. Desconocemos si se trata de un alo o un autoanticuerpo por estar recientemente transfundido. Puede por tanto tratarse de una reacción transfusional retardada. Repetir estudio a los 2-3 meses de la última transfusión. En caso de precisar nueva transfusión debe ser con hematíes ____negativos.

Comentario 8. Paciente con Test de Coombs directo positivo con "score" (____/++++) recientemente transfundido. Cabe la posibilidad de que se trate de una reacción transfusional retardada, aunque el eluído haya sido negativo. Repetir estudio a los 2-3 meses de la última transfusión.

REFERENCIAS.

Boral IL and Henry JB. Transfusion medicine. En: Henry JB, ed. Clinical Diagnosis and management by Laboratory Methods, 9th Ed, Philadelphia, 1996:793-844.

Cárdenas Diaz de Espada JM, Arroyo Rodriguez JL. Inmunohematología. Grupos sanguíneos. En: Moraleda JM, editor. Pregrado de Hematología. 4ª ed. Madrid: Luzán 5; 2017. p. 175-188.

Contreras M (ed.). ABC of Transfusión. 3rd ed. BMJ Books 1998. Bristol, UK.

Foerster J. Alloimmune hemolytic anemias. En: Lee GR, Bithell TC, Foerster J, editores. Wintrobe's Clinical Hematology. 10ª ed. Baltimore: Williams and Wilkins; 1998. p. 1210-32.

Gibbs WN, Michel G. Clinical aspects of blood transfusion in adults. Vox Sang 1994;67: 43-9.

Hamilton J. Antibody Identification: Art or Science? A Case Study Approach. American Association of Blood Bank (AABB). 2013.

Johnson ST. Investigating Positive DAT Results: A Case Study Approach. American Association of Blood Bank (AABB). 2016.

Judd WJ. Judd's Methods in Immunohematology, 3rd edition. American Association of Blood Bank (AABB). 2008.

Klein HG (ed.). Standards for blood bank and transfusion services, 17th ed. Bethesda, MD: American Association of Blood Bank, 1996.

Klein HG, Anstee DJ. Mollison´s. Blood Transfusion in Clinical Medicine. 11th edition. Blackwell Publishing.

Moulds M, Kowalski M. Guidelines for Antibody Identification. American Association of Blood Bank (AABB). 2010.

NOTAS:

CAPÍTULO 2

ALGORITMOS DE INMUNOHEMATOLOGÍA EN OBSTETRICIA

Mª. Isabel Macizo, Juan Luis Delgado, Consuelo Funes, Eduardo Salido, Ana M. García Hernández, Valentín Cabañas, Mercedes Berenguer, Faustino García Candel, Raúl Pérez López.

2.1 ALGORITMO DE ESTUDIO INMUNOHEMATOLÓGICO EN GESTANTES.

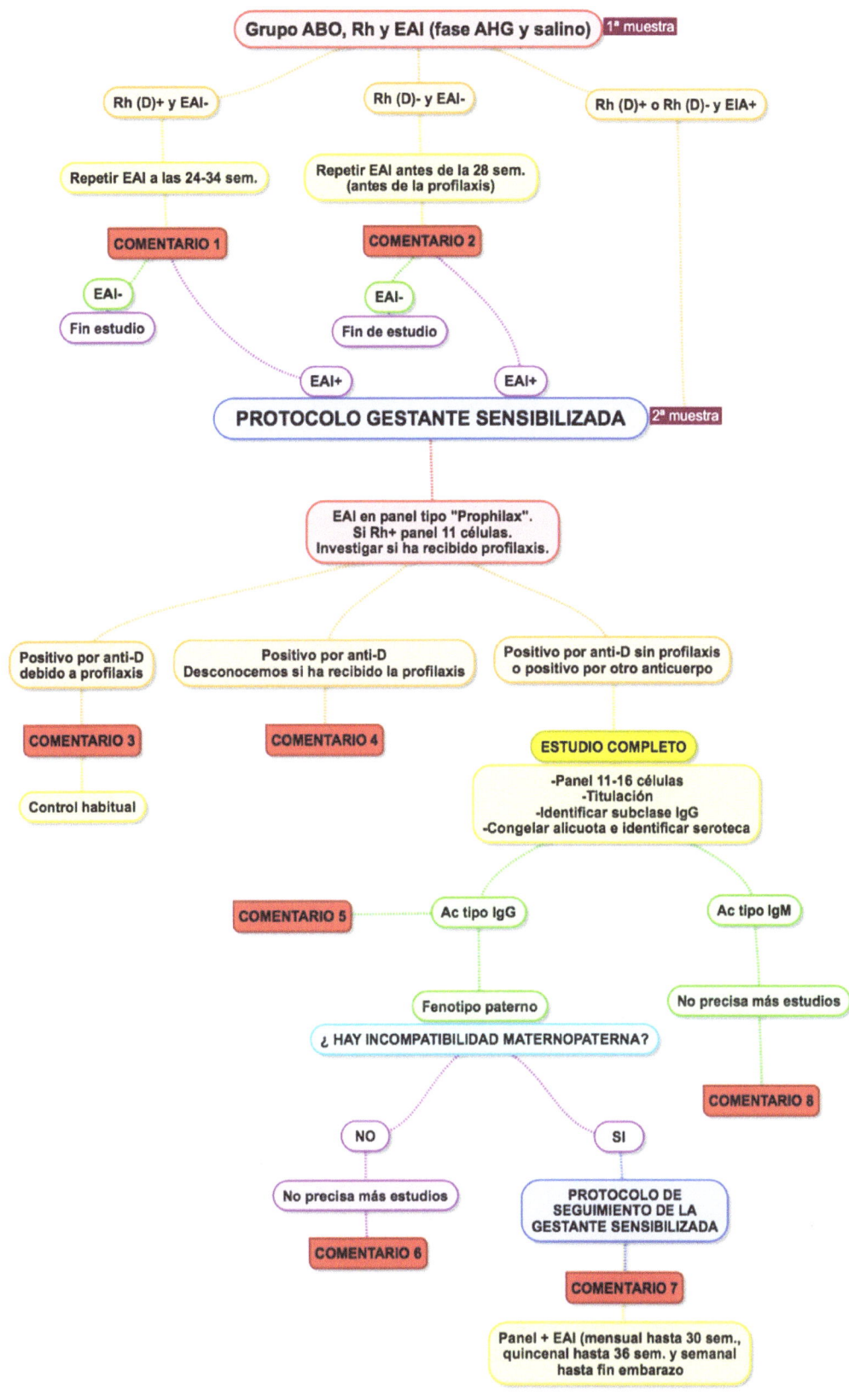

Estudio inmunohematológico en gestantes.

Comentarios propuestos.

Comentario 1. Gestante Rh(D) positivo. Escrutinio de anticuerpos irregulares negativo. Repetir escrutinio en el tercer trimestre (24-34 semanas)

Comentario 2. Gestante Rh(D) negativa. Escrutinio de Anticuerpos Irregulares negativo. Repetir escrutinio en el 3º trimestre de gestación (preferiblemente ANTES de la administración de profilaxis anti-D)

Comentario 3. Puérpera/gestante que ha recibido profilaxis con gamma globulina anti-D en el tercer trimestre de gestación y/o parto. Para descartar sensibilización anti-D, repetir escrutinio de anticuerpos irregulares pasados 2-3 meses.

Comentario 4. Muestra con anti-D; a bajo título; ¿profilaxis con gammaglobulina anti-D?. Recuerde que la extracción para EAI (3º trimestre) debe hacerse antes de administrar la profilaxis. Si en este caso no se ha administrado, recomendamos notificarlo para incluir a la paciente en el protocolo de gestantes sensibilizadas.

Comentario 5. Gestante con anticuerpo de especificidad anti-___ de tipo IgG a título___. Debe estudiarse el fenotipo paterno. Remitir si es posible, cuanto antes, para estudio.

Comentario 6. Gestante con aloanticuerpo de especificidad anti___. Fenotipo paterno: No existe incompatibilidad materno-paterna. El anticuerpo no supone ningún problema en la gestación actual. No obstante, debe tenerse en cuenta en embarazos sucesivos (si la pareja es distinta), o en transfusiones de sangre, ya que pudiera existir riesgo de EHRN ó Reacciones hemólíticas transfusionales respectivamente En cualquiera de estos dos supuestos. muestre este informe a su médico

Comentario 7. Gestante con aloanticuerpo de especificidad anti___. Fenotipo Paterno: Existe incompatibilidad materno-paterna. El feto en gestación heredará el antígeno en el.........% de los casos Se requiere seguimiento inmunohematológico materno (titulaciones seriadas), con periodicidad mensual hasta la semana 30, quincenal de la 30 a la 36, y semanal desde la 36 hasta el final de la gestación.

Comentario 8. Gestante con anticuerpo de especificidad anti___. No existe riesgo de Enfermedad Hemolítica del Recién Nacido. Anticuerpo de tipo IgM/ Anticuerpo sin significación clínica.

2.2 ESTUDIO DE LA SANGRE DE CORDÓN CON TCD POSITIVO. MADRE Rh(D) NEGATIVA.

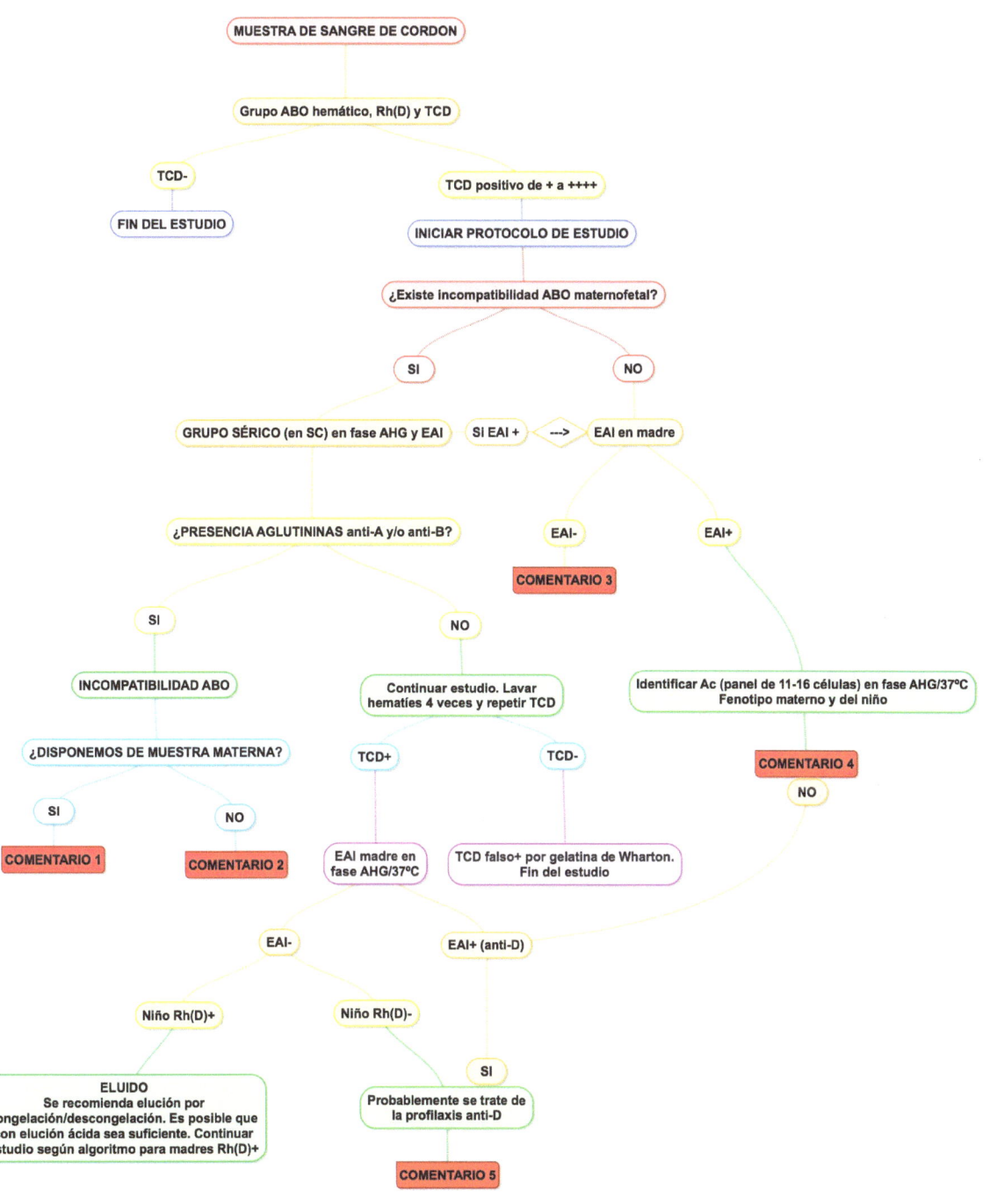

Sangre de cordón con TCD positivo. Madre Rh(D) negativa.

Comentarios propuestos.

Comentario 1. INCOMPATIBILIDAD ABO MATERNOFETAL. Test de coombs directo positivo debido probablemente a esta incompatibilidad. Existen aglutininas anti ___(de origen materno) de tipo IgG y activas a 37ºC en el plasma fetal (o en el eluido de los hematíes fetales).

Comentario 2. INCOMPATIBILIDAD ABO MATERNOFETAL. Test de ccombs directo positivo probablemente debido a esta incompatibilidad. Existen aglutininas anti___ (de origen materno), IgG y activas a 37ºC en el plasma fetal). Debe descartarse la sensibilización materna a otros antígenos eritrocitarios. Si en la cartilla maternal no consta un EAI (o Coombs indirecto) negativo durante el 3º trimestre de gestación, por favor, envíen una muestra de la madre (tubo de EDTA) al Banco de Sangre .

Comentario 3. Estudio no concluyente. No se ha identificado enfermedad hemolítica del recién nacido de causa inmune. Rogamos envíen nueva muestra para repetir Test de Coombs Directo.

Comentario 4. ESTUDIO COMPATIBLE CON ENFERMEDAD HEMOLÍTICA DEL RECIÉN NACIDO POR ANTI____.

Comentario 5. Neonato con test de coombs directo positivo probablemente debido a profilaxis por gammaglobulina anti-D en la madre. Si la madre no ha recibido dicha profilaxis remitir muestra para estudio.

2.3 ESTUDIO DE LA SANGRE DE CORDÓN CON TCD POSITIVO. MADRE Rh(D) POSITIVA.

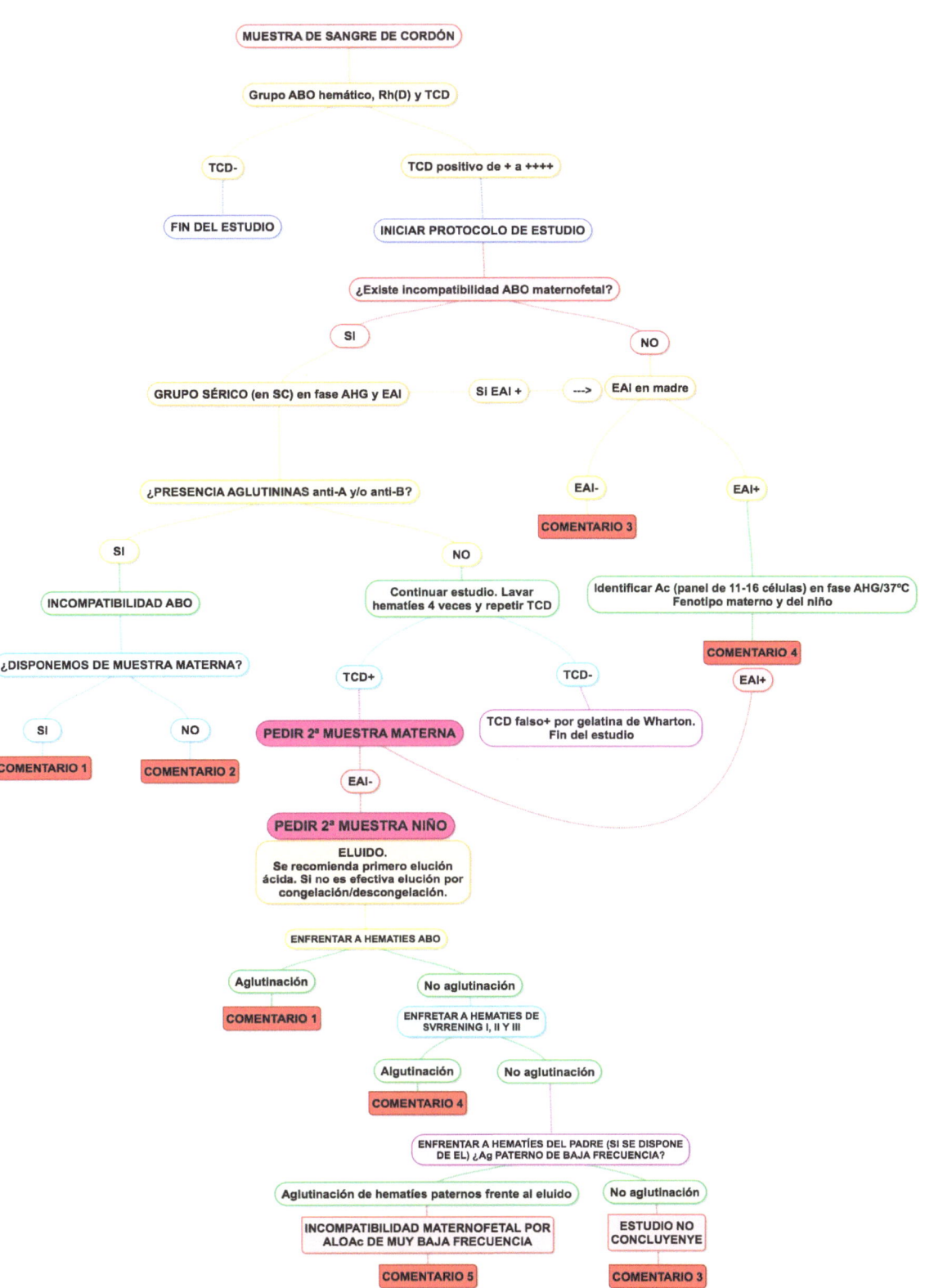

Sangre de cordón con TCD positivo. Madre Rh(D) positiva.

Comentarios propuestos.

Comentario 1. INCOMPATIBILIDAD ABO MATERNOFETAL. Test de coombs directo positivo debido probablemente a esta incompatibilidad. Existen aglutininas anti ___(de origen materno) de tipo IgG y activas a 37ºC en el plasma fetal (o en el eluido de los hematíes fetales).

Comentario 2. INCOMPATIBILIDAD ABO MATERNOFETAL. Test de ccombs directo positivo probablemente debido a esta incompatibilidad. Existen aglutininas anti___ (de origen materno), IgG y activas a 37ºC en el plasma fetal). Debe descartarse la sensibilización materna a otros antígenos eritrocitarios. Si en la cartilla maternal no consta un EAI (o Coombs indirecto) negativo durante el 3º trimestre de gestación, por favor, envíen una muestra de la madre (tubo de EDTA) al Banco de Sangre.

Comentario 3. Estudio no concluyente. No se ha identificado enfermedad hemolítica del recién nacido de causa inmune. Rogamos envíen nueva muestra para repetir Test de Coombs Directo.

Comentario 4. ESTUDIO COMPATIBLE CON ENFERMEDAD HEMOLÍTICA DEL RECIÉN NACIDO POR ANTI____.

Comentario 5. Enfermedad hemolítica del recién nacido por probable aloanticuerpo contra antígeno paterno de baja frecuencia. Las células disponibles en nuestro laboratorio no permiten su identificación.

REFERENCIAS.

Cárdenas Diaz de Espada JM, Arroyo Rodriguez JL. Inmunohematología. Grupos sanguíneos. En: Moraleda JM, editor. Pregrado de Hematología. 4ª ed. Madrid: Luzán 5; 2017. p. 175-188.

Catalan M.A. Conceptos actuales en diagnóstico y tratamiento de la enfermedad hemolítica del recién nacido. Rev. Arg. Transf. 1996;22:23-37.

Clóvis P. Enfermedad hemolítica perinatal. En: López Borrasca A. Enciclopedia Iberoamericana de Hematología. Salamanca: Ediciones Universidad de Salamanca; 1992. p. 424-38.

Fernández Carreira J.M. Protocolo de diagnóstico y prevención de la enfermedad hemolítica del feto y del recién nacido. SETS. SEGO. Marzo 2008.

Guidelines for Prenatal and Perinatal Immunohematology. American Association of Blood Bank (AABB). 2005.

NOTAS:

CAPÍTULO 3

ALGORITMOS EN HEMOSTASIA BÁSICA

Raúl Pérez López, Faustino García Candel, Valentín Cabañas, Mercedes Berenguer, Mª. Isabel Macizo, Ana M. García Hernández, Consuelo Funes, Eduardo Salido.

3.1 ALGORITMO DE ESTUDIO DEL ALARGAMIENTO AISLADO DEL TIEMPO DE PROTROMBINA (TP).

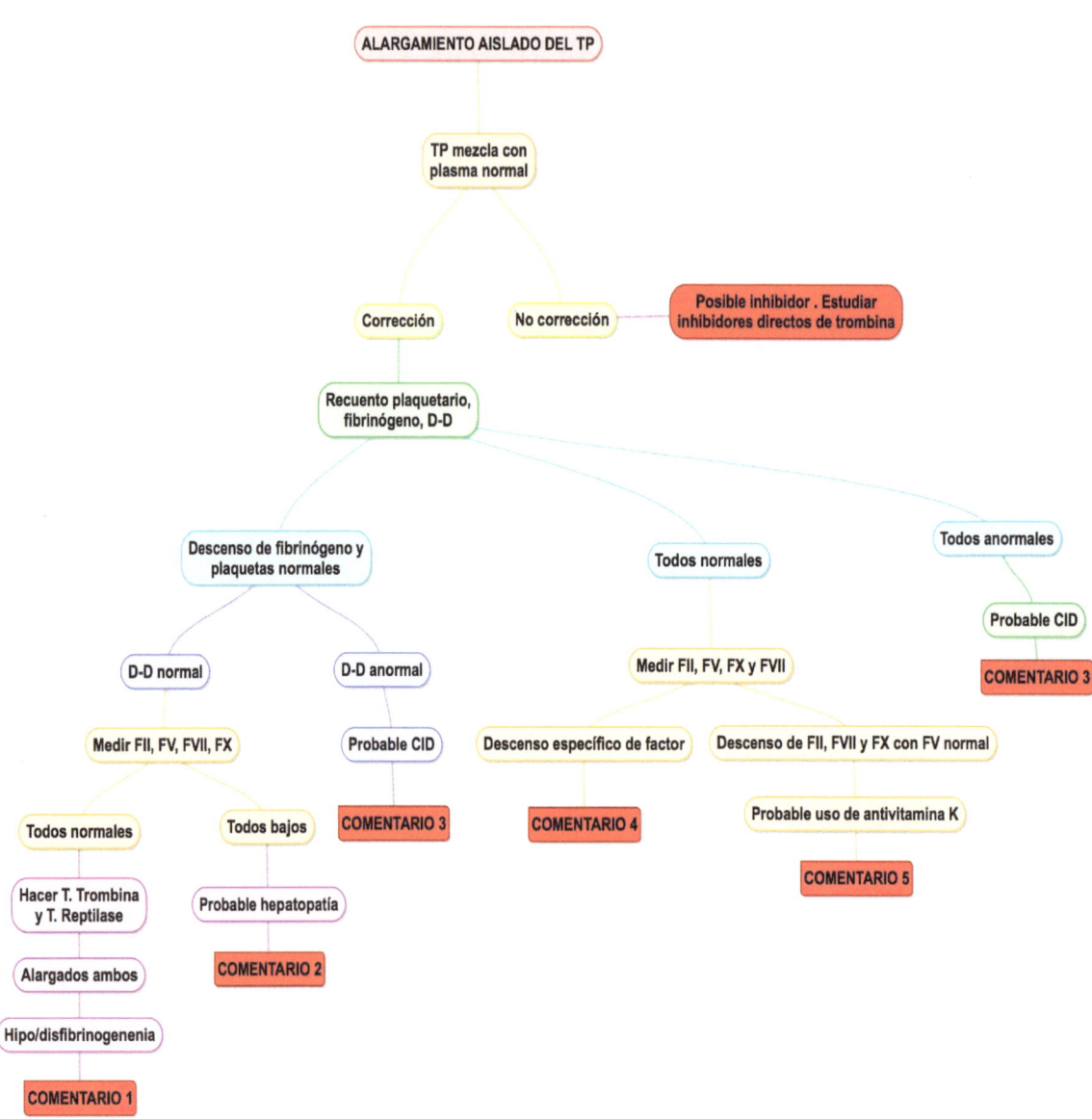

Alargamiento aislado del TP.

Comentarios propuestos.

Comentario 1. Hipo/Disfibrinogenemia.

Comentario 2. Probable hepatopatía.

Comentario 3. Probable coagulopatía de consumo.

Comentario 4. Déficit de factor ___. Presencia de riesgo hemorrágico. Si no es conocido se recomienda contactar con el Servicio de Hematología para seguimiento.

En el caso de déficit de factor XII: no existe riesgo hemorrágico.

Comentario 5. Probable uso de tratamiento anticoagulante antivitamina K.

3.2 ALGORITMO DE ESTUDIO DEL ALARGAMIENTO AISLADO DEL TIEMPO DE TROMBOPLASTINA PARCIAL ACTIVADA (TTPA).

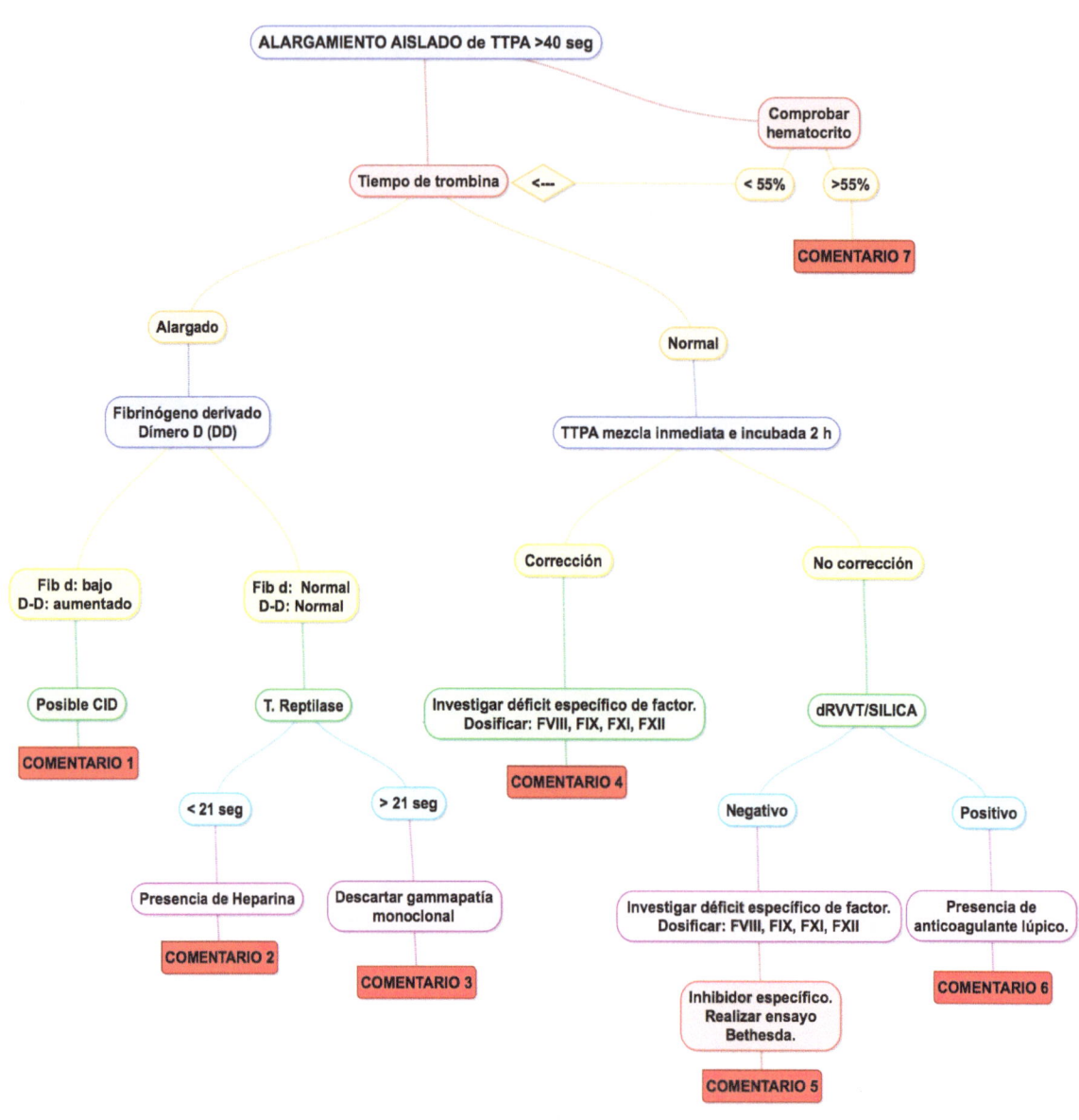

Alargamiento aislado del TPPA.

Comentarios propuestos.

Comentario 1. Probable coagulopatía de consumo.

Comentario 2. Alargamiento del PTTA por presencia de heparina en la muestra.

Comentario 3. Descartar gammapatía monoclonal.

Comentario 4. Déficit de factor ___. Presencia de riesgo hemorrágico. Si no es conocido se recomienda contactar con el Servicio de Hematología para seguimiento.

En el caso de déficit de factor XII: no existe riesgo hemorrágico.

Comentario 5. Presencia de inhibidor contra___. Título: ___ UB/ml. Presencia de riesgo de sangrado. Si no es conocido se recomienda contactar con Servicio de Hematología para seguimiento.

Comentario 6: Presencia de anticoagulante lúpico. No existe aumento de riesgo de sangrado. Posible aumento de riesgo trombótico. Se recomienda repetición de estudio en tres meses para confirmación junto con estudio de anticuerpos anticardiolipinas y anti β2-GPI.

Comentario 7: Exceso de muestra. No se guarda relación 1/9 entre sangre total y citrato. Remitir nueva muestra.

3.3 ALGORITMO DE ESTUDIO DEL ALARGAMIENTO COMBINADO DE TTPA Y TP. PARTE 1.

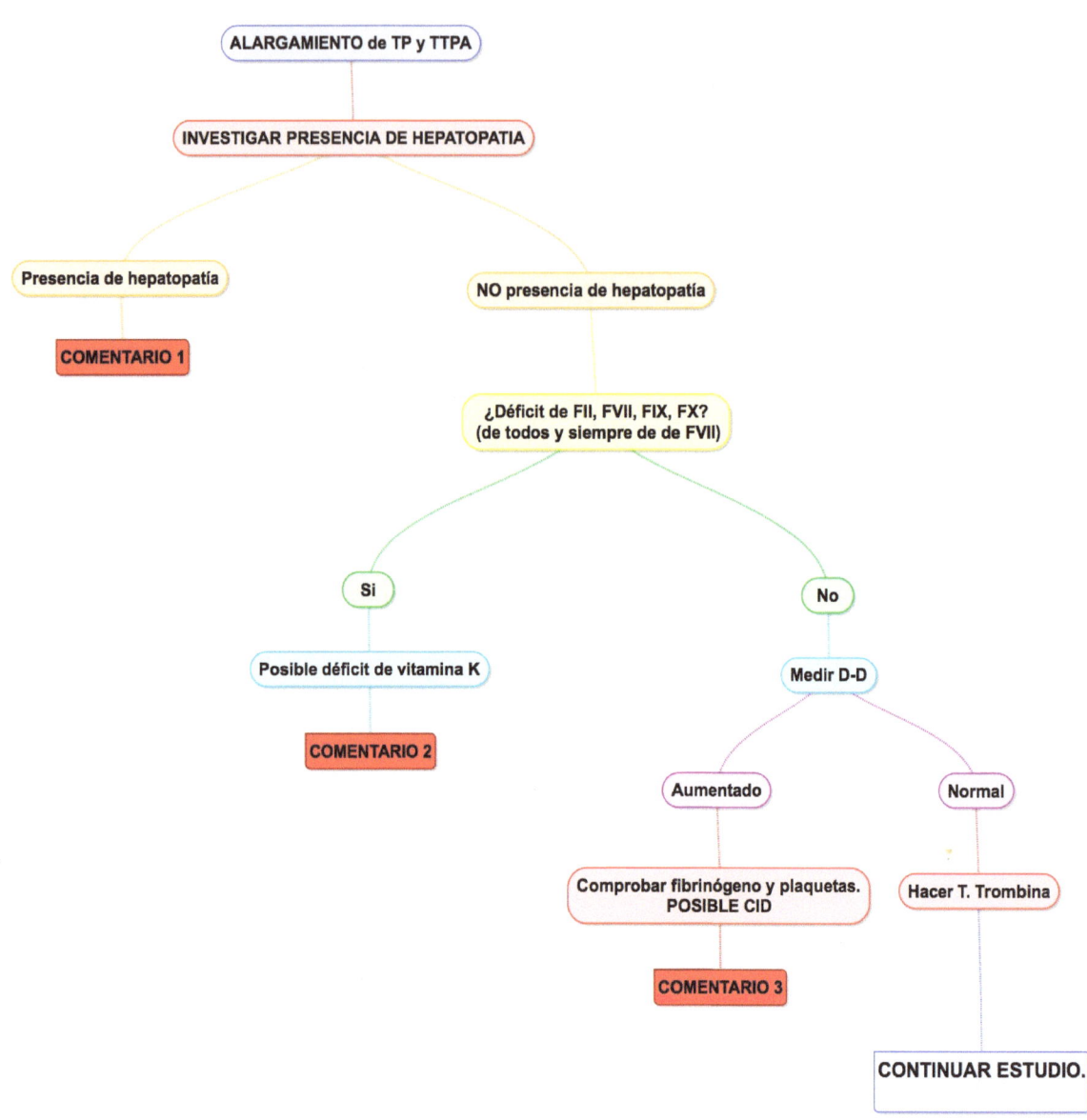

Alargamiento combinado del TPPA y TP. Parte 1.

Comentarios propuestos.

Comentario 1. Alteración de los tiempos de coagulación probablemente debido a la presencia de hepatopatía.

Comentario 2. Probable uso de tratamiento anticoagulante oral antivitamina K.

Comentario 3. Probable coagulopatía de consumo.

3.4 ALGORITMO DE ESTUDIO DEL ALARGAMIENTO COMBINADO DE TTPA Y TP. PARTE 2 (CONTINUACIÓN DEL ESTUDIO).

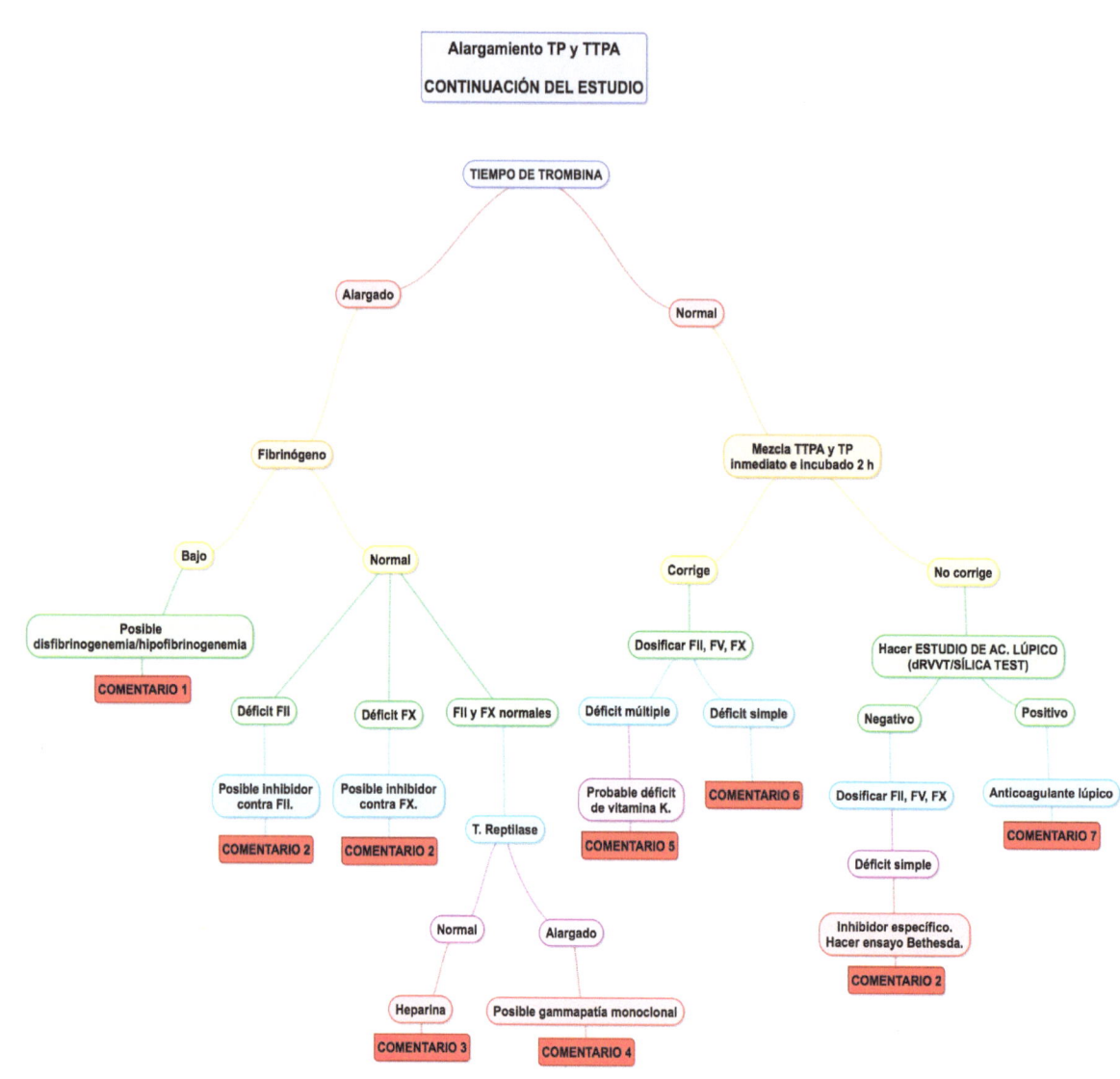

Alargamiento combinado del TPPA y TP. Parte 2 (continuación del estudio).

Comentarios propuestos.

Comentario 1. Hipo/disfibrinogenemia.

Comentario 2. Presencia de inhibidor contra___. Título: ___ UB/ml. Presencia de riesgo de sangrado. Si no es conocido se recomienda contactar con Servicio de Hematología para seguimiento.

Comentario 3. Alargamiento del TTPA por presencia de heparina en la muestra.

Comentario 4. Descartar gammapatía monocloanal.

Comentario 5. Posible tratamiento con fármaco anticoagulante antivitamina K oral.

Comentario 6. Déficit de factor ___. Presencia de riesgo hemorrágico. Si no es conocido se recomienda contactar con el Servicio de Hematología para seguimiento.

Comentario 7. Presencia de anticoagulante lúpico. No existe aumento de riesgo de sangrado. Posible aumento de riesgo trombótico. Se recomienda repetición de estudio en tres meses para confirmación junto con estudio de anticuerpos anticardiolipinas y anti β2-GPI.

REFERENCIAS

García Candel F, Jiménez Yuste V. Enfermedades congénitas de la coagulación. En: Moraleda JM, editor. Pregrado de Hematología. 4ª ed. Madrid: Luzán 5; 2017. p. 615-626.

Kandice Kottke-Marchante and Bruce H. Davis. Performance and ínterpretation of routine coagulation assays. En: Laboratory Hematology Practice. Ed. Blackwell Publishing. 2012. p. 420-434.

Marder VJ, Aird WC, Bennet JS, Schukman S, White GC. Hemostasis and Thrombosis. Basis Principles and Clinical Practice. 6ª Ed. Wolters Kluwer/Lippincott & Wilkins, Philadelphia 2013; capítulos 49, 50, 55 y 57.

Páramo Fernández JA, García Frade LJ. Diagnóstico de los trastornos de la hemostasia. En: Moraleda JM, editor. Pregrado de Hematología. 4ª ed. Madrid: Luzán 5; 2017. p. 579-590.

NOTAS:

CAPÍTULO 4

ALGORITMOS EN COAGULACIÓN ESPECIAL

Faustino García Candel, Raúl Pérez López, Valentín Cabañas, Mercedes Berenguer, Mª. Isabel Macizo, Ana M. García Hernández, Consuelo Funes, Eduardo Salido.

4.1 ALGORITMO DE DIAGNOSTICO DE LA ENFERMEDAD DE VON WILLEBRAND

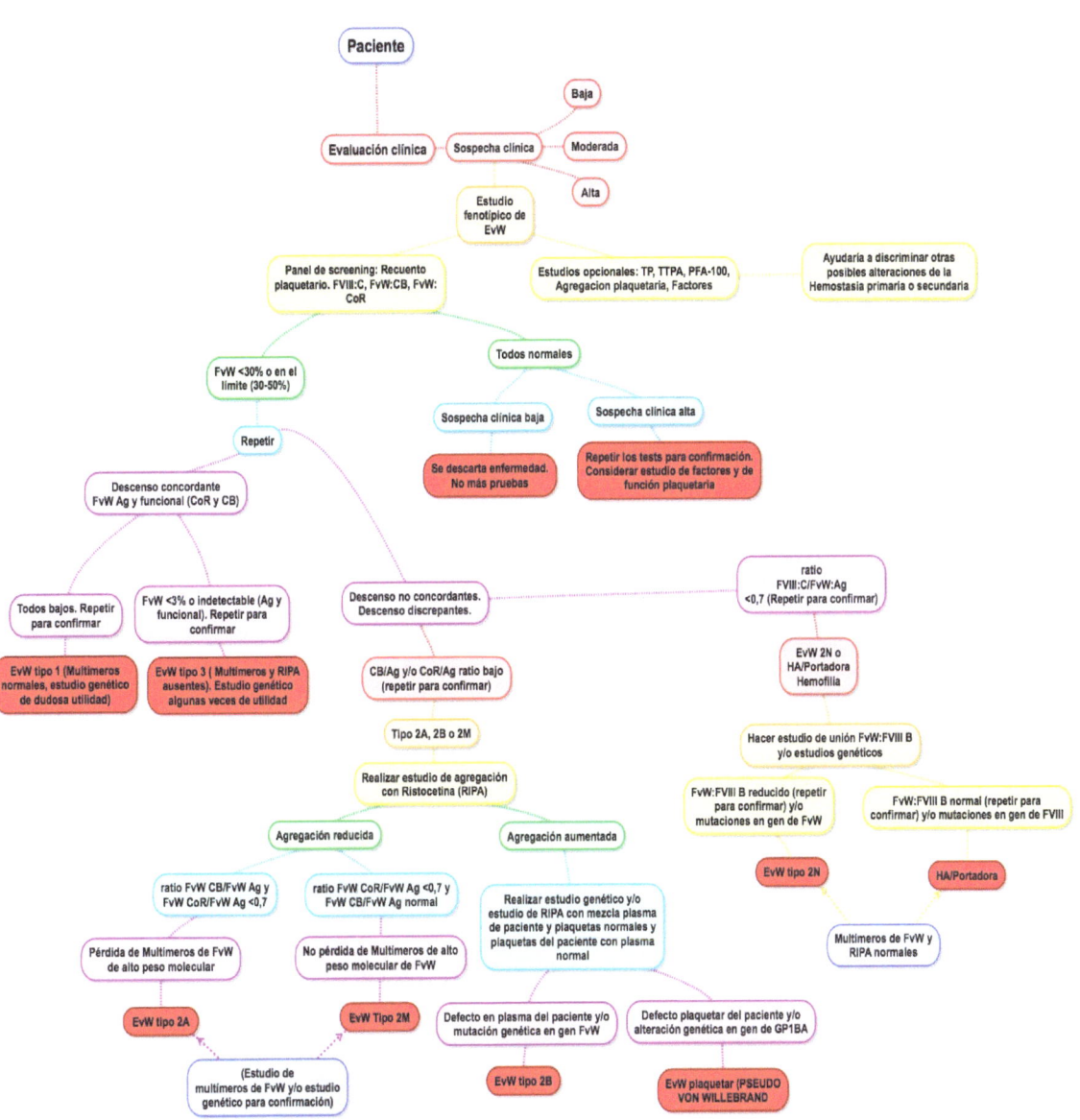

4.2 ALGORITMO DE DIAGNÓSTICO DE LAS COAGULOPATÍAS CONGÉNITAS SEGÚN LOS TIEMPOS DE COAGULACIÓN.

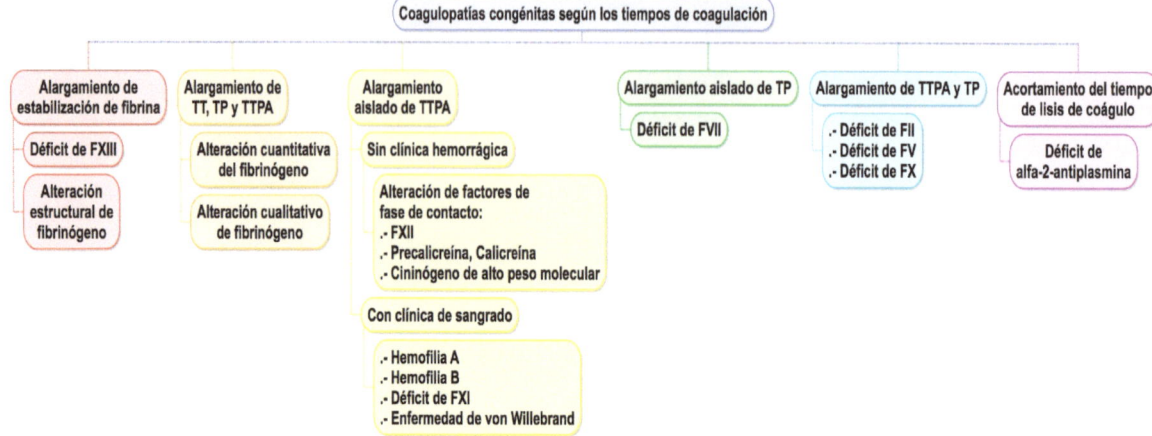

4.3 ALGORITMO DE DIAGNÓSTICO DEL ANTICOAGULANTE LÚPICO.

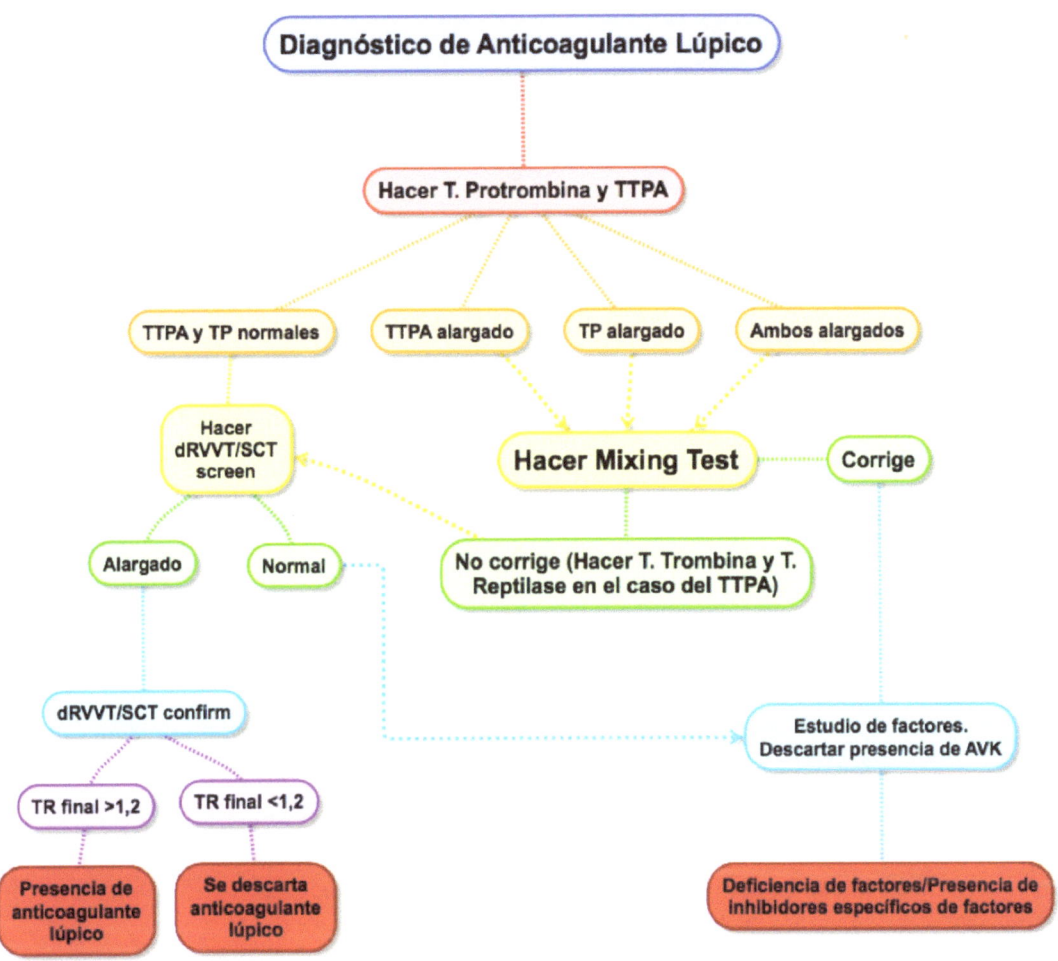

En el caso de presencia de heparina, se podría realizar el estudio de anticoagulante lúpico. COMENTARIO FINAL: ...muestra con presencia de heparina, enviar nueva muestra para confirmación.

En el caso de presencia de antivitamia K, tener en cuenta sólo el resultado informado mediante reactivo SCT. COMENTARIO FINAL:...muestra con presencia de antivitamina K. Enviar nueva muestra para confirmación.

4.4 ALGORITMO DE DIAGNÓSTICO DE LA HEMOFILIA A ADQUIRIDA.

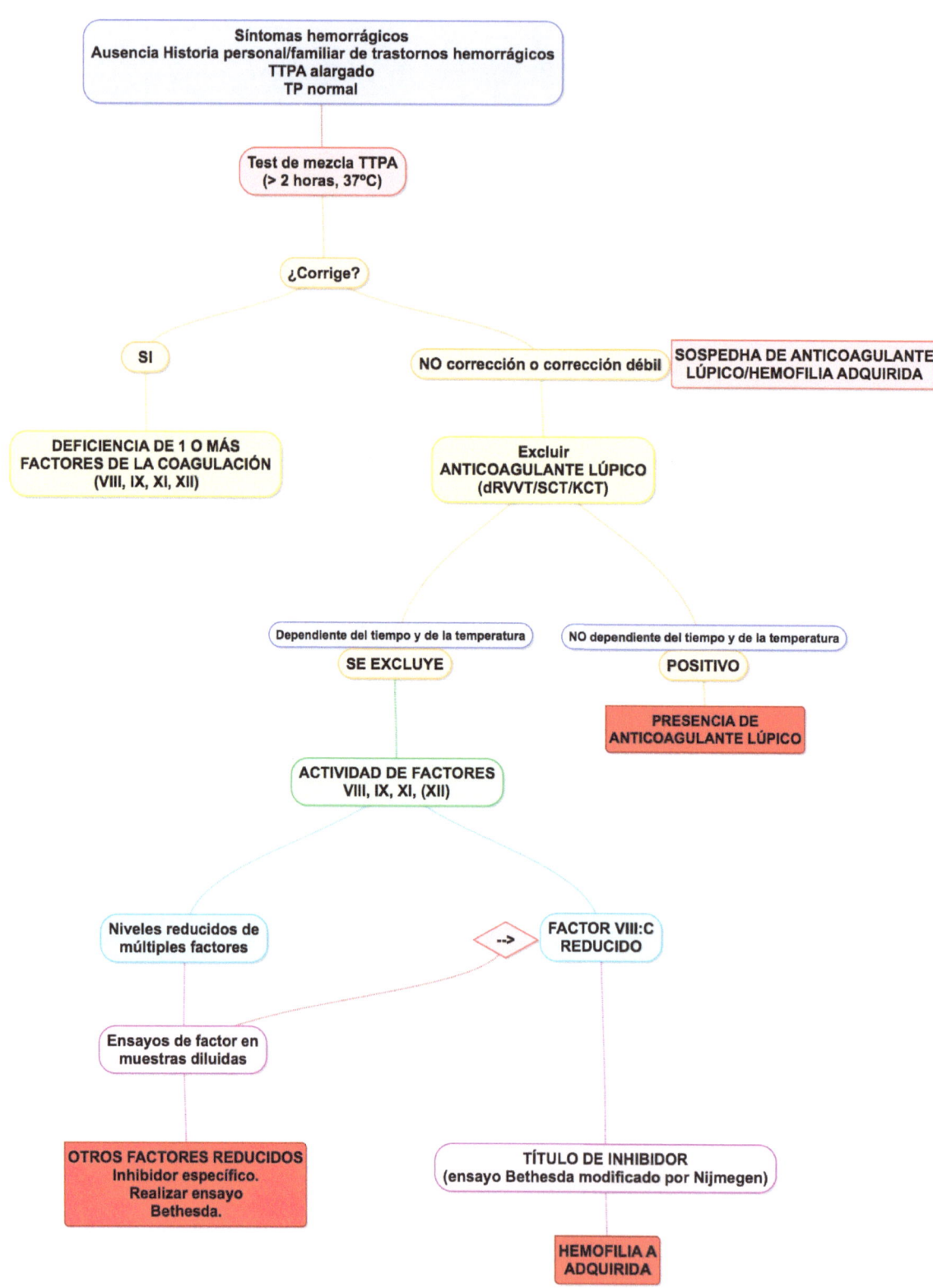

REFERENCIAS.

Batlle J, Pérez Rodrígez A, López Fernández MF. Classification of Von Willebrand disease. En: Von Willebrad disease: Basic and clinical aspects. Ed. A. Federici, C. Lee, E. Berntorp, D. Lillicrap, B. Montgomery. Wiley-Blackwell, London 2011, p 74-85.

Favaloro EJ. Variability and diagnostic utility of antiphospholipid antibodies including lupus anticoagulants. Int J Lab Hematol. 2013 Jun;35(3):269-74.

Favaloro EJ, Koutts J. Diagnosis of Von Willebrand Disease. En: Laboratory Hematology Practice, Kottke-Marchant K, Davis BH. 5th ed. Blackwell Publishing. 2012. p. 447-459.

Franchini M, Castaman G, Coppola A, Santoro C, Zanon E, Di Minno G, Morfini M, Santagostino E, Rocino A. Acquired inhibitors of clotting factors: AICE recommendations for diagnosis and management. Blood Transfus. 2015 Jul;13(3):498-513.

Hemostasis and Thrombosis. Basis Principles and Clinical Practice. En, Marder VJ, Aird WC, Bennet JS, Schulman S and White GC (eds.). 6ª Ed. Wolters Kluwer/Lippincott & Wilkins, Philadelphia 2013; capítulos 49, 50, 55 y 57.

Kessler CM, Knöbl P. Acquired haemophilia: an overview for clinical practice. Eur J Haematol. 2015 Dec;95 Suppl 81:36-44.

Kottke-Marchant K, Davis BH. Performance and ínterpretation of routine coagulation assays. En: Laboratory Hematology Practice 5th ed. Blackwell Publishing. 2012. p. 420-434.

Lopez Fernández MF, Marco Vera P. Trastornos de la hemostasia primaria. En: Moraleda JM, editor. Pregrado de Hematología. 4ª ed. Madrid: Luzán 5; 2017. p. 591-614.

Nichols WL, Kottke-Marchant K, Ledford-Kraemer MR, Homburger HA. Lupus Anticoagulants, Antiphospholipid Antibodies, and Antiphospholipid Syndrome. En: Laboratory Hematology Practice, Kottke-Marchant K, Davis BH. 5th ed. Blackwell Publishing. 2012. p. 509-525.

NOTAS:

CAPÍTULO 5

ALGORITMOS DE ESTUDIO EN ERITROPATOLOGÍA

Valentín Cabañas, Mercedes Berenguer, Eduardo Salido, Ana M. García Hernández, Faustino García Candel, Raúl Pérez López, Mª. Isabel Macizo, Consuelo Funes.

5.1 ORIENTACION INICIAL DEL ESTUDIO DE ANEMIA EN EL LABORATORIO DE ERITROPATOLOGÍA.

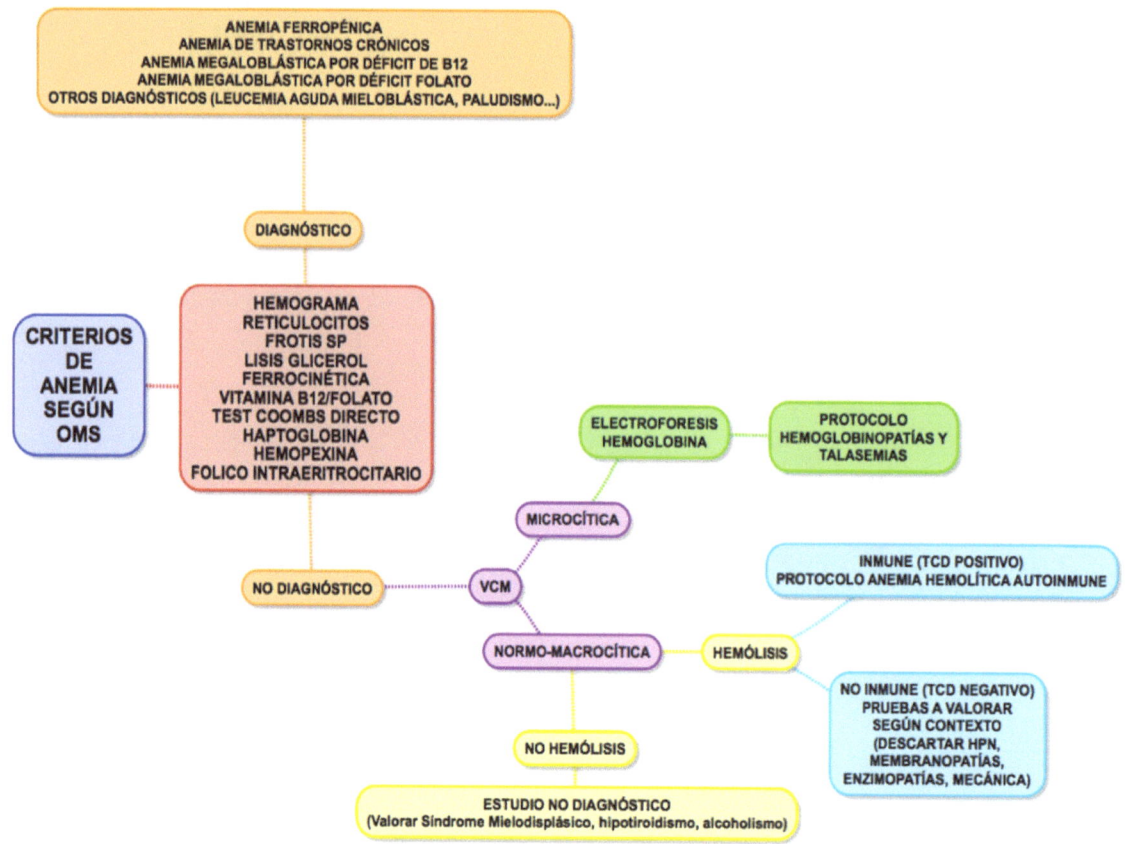

5.2 MICROCITOSIS NO FERROPÉNICA. DESPISTAJE Y DIAGNÓSTICO DE TALASEMIA.

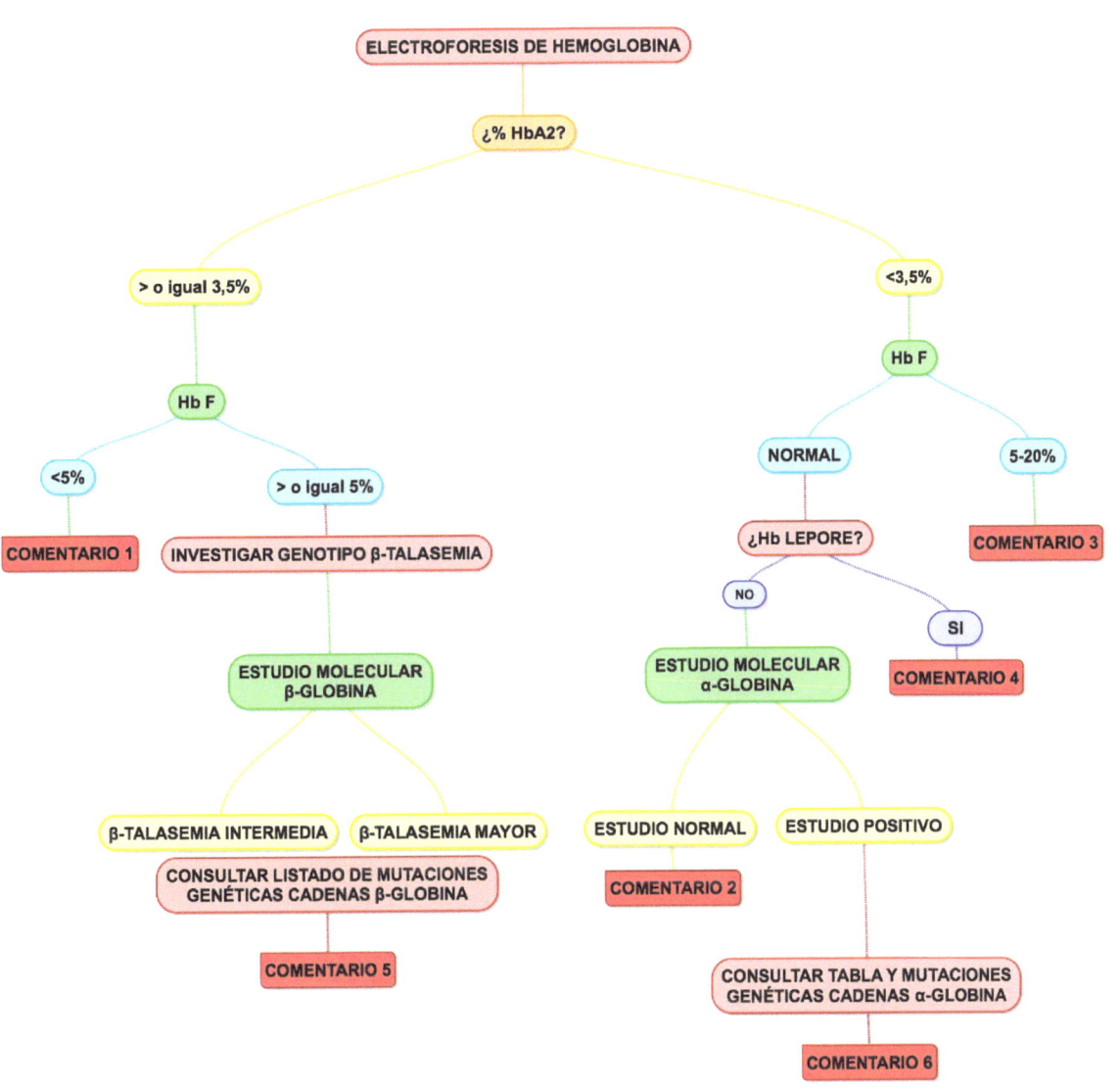

Microcitosis no ferropénica. Despistaje de talasemia.

Comentarios propuestos.

Comentario 1. Compatible con β-talasemia heterocigota. Se recomienda estudio familiar y asesoramiento genético.

Comentario 2. Microcitosis atípica (idiopática, familiar...). Se descarta talasemia.

Comentario 5. Compatible con δβ-talasemia heterocigota. Se recomienda estudio familiar y asesoramiento genético.

Comentario 4. Hemoglobina Lepore heterocigota. Se trata de una hemoglobinopatía talasémica cuyo significado clínico es similar al de una talasemia minor. Se recomienda estudio familiar y asesoramiento genético.

Comentario 5. Se detecta la alteración/es _____ de la cadena β-globina. Fenotípicamente corresponde a una_____

Comentario 6. Se detecta la alteración/es_____ de la cadena α-globina. Fenotípicamente corresponde a una_____

Tipos de alteraciones moleculares en la α-talasemia y fenotipo asociado.

α-talasemia delecional	α-talasemia no deleción
$α^+$ talasemia:	Mutación puntual G por A (codón 14) del gen $α_1$.
-Deleción $α^{3,7}$ (Deleción de un gen α, en heterocigosis u homocigosis): A) Portador silente: -α/αα ($α^+$ talasemia heterocigota). B) Rasgo talasémico α: -α/-α ($α^+$ talasemia homocigota). **-Deleción $α^{4,2}$ (delección de un gen α, en heterocigosis u homocigosis).** A) Portador silente: -α/αα ($α^+$ talasemia heterocigota). B) Rasgo talasémico α: -α/-α ($α^+$ talasemia homocigota).	Mutación puntual G por A (codón 59) del gen $α_1$ (Hb Adana). Mutación puntual G por A (codón 59) del gen $α_2$. Deleción –G (codón 59) del gen $α_2$. Deleción pentanucleótido en el IVS-1 del gen $α_2$. Deleción ATG por ACG en el codón iniciación de $α_2$. Mutaciones en el codón de terminación del gen $α_2$ (codón 142): elongación cadena $α_2$. • Mutación T por C: hemoglobina CONSTANT SPRING. • Mutación T por A: hemoglobina ICARIA. • Mutación A por T: hemoglobina PAKSE. • Mutación A por C: hemoglobina KOYA DORA.
$α^0$ talasemia:	Mutación puntual T por C (codón 125) del gen $α_2$: hemoglobina QUONG SZE (cadenas α inestables).
α talasemia minor (G): --/α α ($α^0$ talasemia heterocigota). Deleción $α^{20,5}$ (doble Deleción de dos genes α de un mismo cromosoma: $α_1 + α_2$). Deleción $--^{SEA}$ (doble Deleción de dos genes α de un mismo cromosoma: $α_1 + α_2$). Deleción $--^{MED}$ (doble Deleción de dos genes α de un mismo cromosoma: $α_1 + α_2$). Deleción $--^{THAI}$ (doble Deleción de dos genes α de un mismo cromosoma: $α_1 + α_2$).	Mutaciones del poli-A: • Mutación AATAAA por AATAAG: poli A1 (gen $α_2$, tipo Saudí). • Mutación AATAAA por AATGAA: poli A2 (gen $α_2$, tipo Turco).

$α^+$: Deleción que suprime un gen alfa en un cromosoma 16 pero el otro gel alfa de ese cromosoma 16 es funcionante por lo que ese cromosoma produce cadenas alfa pero en menor cantidad.

$α^0$: pérdida de los dos genes alfa en un mismo cromosoma 16.

Interpretación genotipo/fenotipo en la α-talasemia:

GENOTIPO	FENOTIPO	DENOMINACION CLINICA
-α/αα	α^+ talasemia heterocigota	Portador silente
-α/-α	α^+ talasemia homocigota	Rasgo talasémico α
- -/αα	α^0 talasemia heterocigota	α talasemia minor
- -/- α	α^0- α^+ talasemia heterocigota	Hemoglobinopatía H
- -/- -	α^0 talasemia homocigota	Hidropesía fetal

Interpretación genotipo/fenotipo en la β-talasemia:

1. DEFECTOS DE LA TRANSCRIPCIÓN: β+ talasemia.

<u>Mutaciones de la región promotora:</u> disminución de la transcripción.

-Mutación puntual C por T (posición 101)
-Mutación puntual C por G (posición 87)
-Mutación puntual T por A (posición 30)
-Mutación puntual A por G (posición 31)
-Mutación puntual A por G (posición 29).
-Mutación puntual A por G (posición 28).

<u>Mutaciones del cocón de iniciación:</u> $β^+/β^0$ talasemia.

-Mutación puntual ATG>ACG.

2. DEFECTOS PROCESAMIENTO RNAm: $β^+/β^0$ talasemia.

<u>Mutaciones de la región CAP:</u> transcripción de moléculas de RNAm inestables: $β^+$ talasemia

-Mutación puntual A por C en nucleótido 1: CAP+1

<u>Mutaciones en el proceso de "splicing":</u> alteran la escisión y empalme: $β^0$ talasemia.

-Mutación puntual G por A en posición 1 en el intrón 1: IVS-1.1 G>A
-Mutación puntual G por T en posición 1 en el intrón 1: IVS-1.1 G>T
-Mutación puntual G por A en posición 130 en el intrón 1: IVS-1.130 G>A
-Mutación puntual G por A en posición 1 en el intrón 2: IVS2.1 G>A
-Mutación puntual C por T en posición 654 en el intrón 2: IVS2.1 C>T
-Mutación puntual C por G en posición 745 en el intrón 2: IVS2.745 C>G
-Mutación puntual C por A en posición 848 en el intrón 2: IVS 2.848 C>A

<u>Mutaciones de las secuencias consenso:</u> disminuyen la maduración: $β^+$ talasemia minor.

-Mutación puntual G por C en posición 5 en el intrón 1: IVS-1.5 G>C
-Mutación puntual T por C en posición 6 en el intrón 1: IVS-1.6 T>C

<u>Mutaciones intrónicas:</u> aparición de secuencias crípticas

-Mutación puntual G por A en posición 110 en el intrón 1: IVS-1.110 G>A: $β^+$ talasemia.
-Mutación puntual T por G en posición 116 en el intrón 1: IVS-1.116 T>G: $β^0$ talasemia.

3. DEFECTOS EN LA TRADUCCIÓN: β^0 talasemia.

Mutaciones sin sentido:

-Mutación TGG por TGA (codón 15)
-Mutación TGG por TAG (codón 15)
-Mutación CAG por TAG (codón 39)
-Mutación A por T (codón 17)
-Mutación AGG por ACG (codón 30)
-Mutación GAG por TAG (codón 43)
-Mutación GAG por TAG (codón 90)
-Mutación GAA por TAA (codón 121)

Frameshift (mutación con cambio o con desplazamiento o desfase del marco de lectura; inserta o borra un simple nucleótido y produce "stop" en la traducción).

-Deleción –CT (codón 5)
-Deleción –A (codón 6)
-Deleción –AA (codón 8)
-Inserción +G (codón 8/9)
-Deleción –C (codón) 16
-Inserción +C (codón 27/28)
-Deleción –T (codón 36/37)
-Deleción –C (codón 44)
-Inserción +A (codón 71/72)
-Deleción –GT (codón 89/90)
-Inserción +A (codón 95)
-Deleción –TTCT (codón 41/24)
-Deleción 7 pb (codón 22)
-Deleción 25 pb (IVS1-25)

4. GRANDES DELECCIONES: β^0 talasemia.

-Deleción del extremo 3' (exón 3, -619 pb)
-Deleción de todo el gen.

TIPO TALASEMIA	HB	VCM	HB A_2	HB F	OTRAS HB
RASGO TALASÉMICO					
β^+/β	N	⇓	N	N	NO
MENOR					
β^+/β	⇓	⇓	3-7%	NORMAL	NO
β^0/β	⇓	⇓	3-7%	NORMAL	NO
$\delta\beta/\beta$	⇓⇓	⇓	NORMAL	5-20%	NO
$\delta\beta^{LEPORE}/\beta$	⇓⇓	⇓	<2%	1-3%	LEPORE (5-15%)
INTERMEDIA					
β^0/β	⇓	⇓	>3,5%	2-10%	NO
β^+/β^+ (raza negra)	⇓⇓	⇓	5-8%	40-80%	NO
$\delta\beta/\beta^+$	⇓⇓	⇓⇓	<2%	>5%	NO
$\delta\beta/\beta^0$	⇓⇓	⇓⇓	<2%	60-90%	NO
$\delta\beta^{LEPORE}/\beta^+$	⇓⇓	⇓⇓	<2%	5-10%	LEPORE (2-5%)
$\delta\beta^{LEPORE}/\beta^0$	⇓⇓	⇓⇓	<2%	5-10%	LEPORE (2-5%)
MAYOR					
β^+/β^+ (Mediterránea)	⇓⇓⇓	⇓⇓	3-9%	20-90%	NO
$N\beta^+/\beta^0$	⇓⇓⇓	⇓⇓	1-3,5%	>75%	NO
β^0/β^0	⇓⇓⇓	⇓⇓	1-8%	>94%	NO
$\delta\beta^{LEPORE}/\delta\beta^{LEPORE}$	⇓⇓⇓	⇓⇓	0%	70-90%	LEPORE (8-30%)

5.3 APROXIMACIÓN DIAGNÓSTICA ANTE EL HALLAZGO DE HEMOGLOBINA VARIANTE EN HPLC.

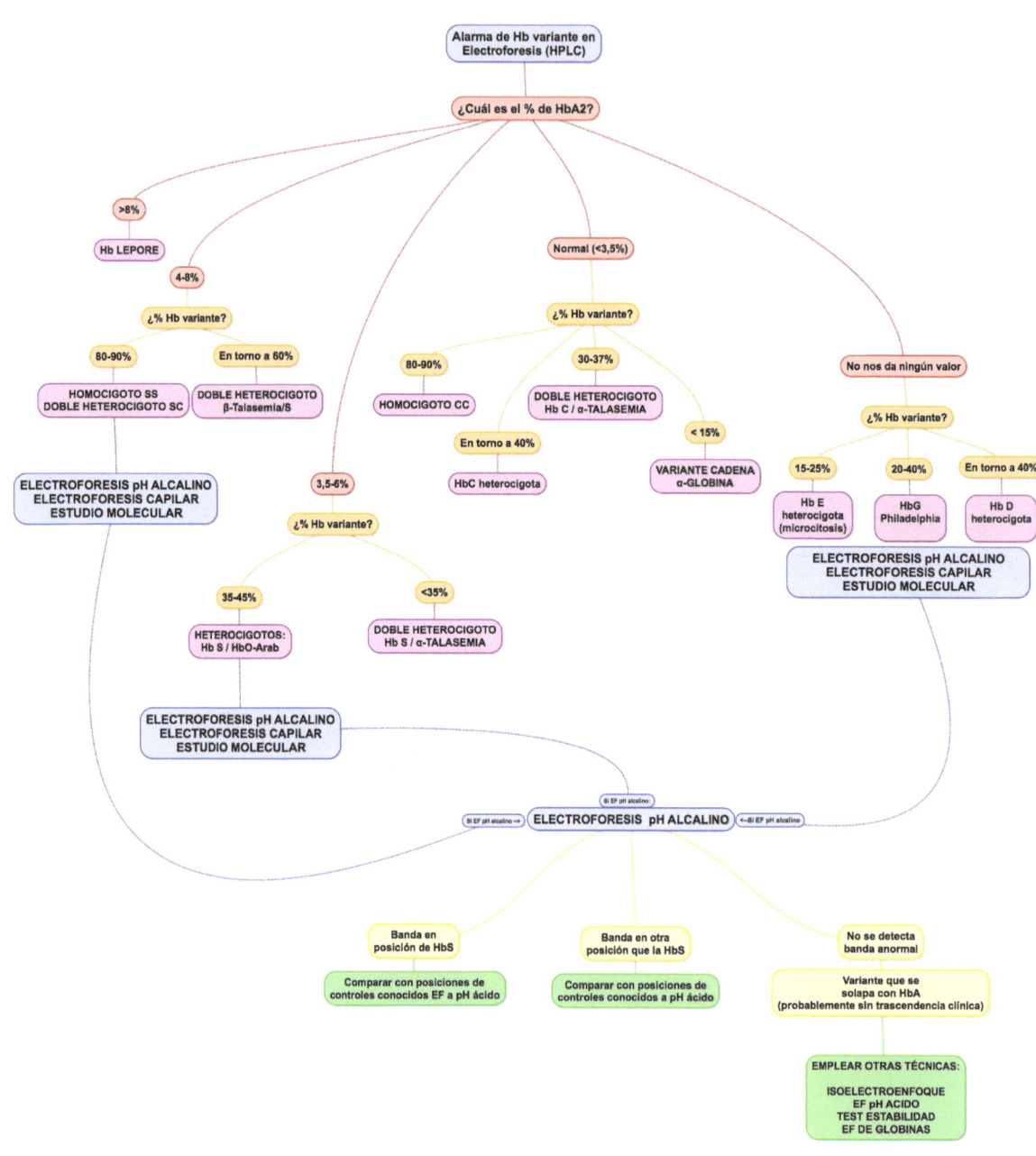

5.4 APROXIMACIÓN DIAGNÓSTICA DE LA ANEMIA HEMOLITICA CONGÉNITA

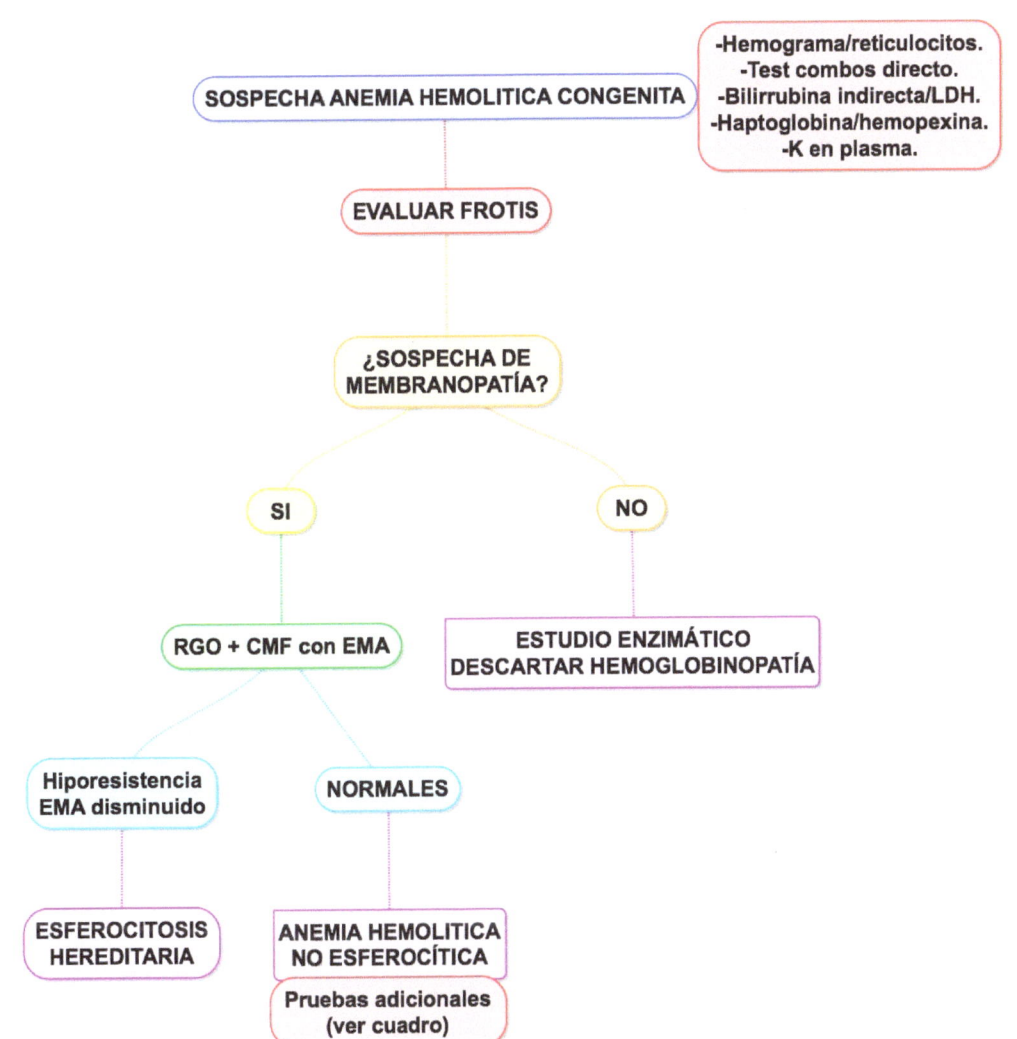

	ESFEROCITOSIS	ELIPTOCITOSIS	PIROPOIQUILOCITOSIS	HIDROCITOSIS*	XEROCITOSIS*
Morfología	Esfero. 1-8%	Elip. > 20%	Poiquilocitosis	Estomatocitos	Codocitos
VCM	Normal o ⇓	Normal o ⇑	⇓⇓⇓	Normal o ⇑	Normal o ⇑
CHCM	⇑⇑	Normal o ⇑	⇑⇑	⇓⇓⇓	⇑⇑⇑
RGO	⇓⇓⇓	Normal	⇓⇓	⇓⇓⇓	⇑⇑⇑
EMA	⇓⇓	Normal	⇓⇓⇓	Normal	Normal
Estabilidad calor	Normal	Normal	⇓⇓⇓	Normal	Normal

*Estudiar bomba Na/K

5.5 APROXIMACIÓN DIAGNÓSTICA DE LA HEMÓLISIS INTRAVASCULAR

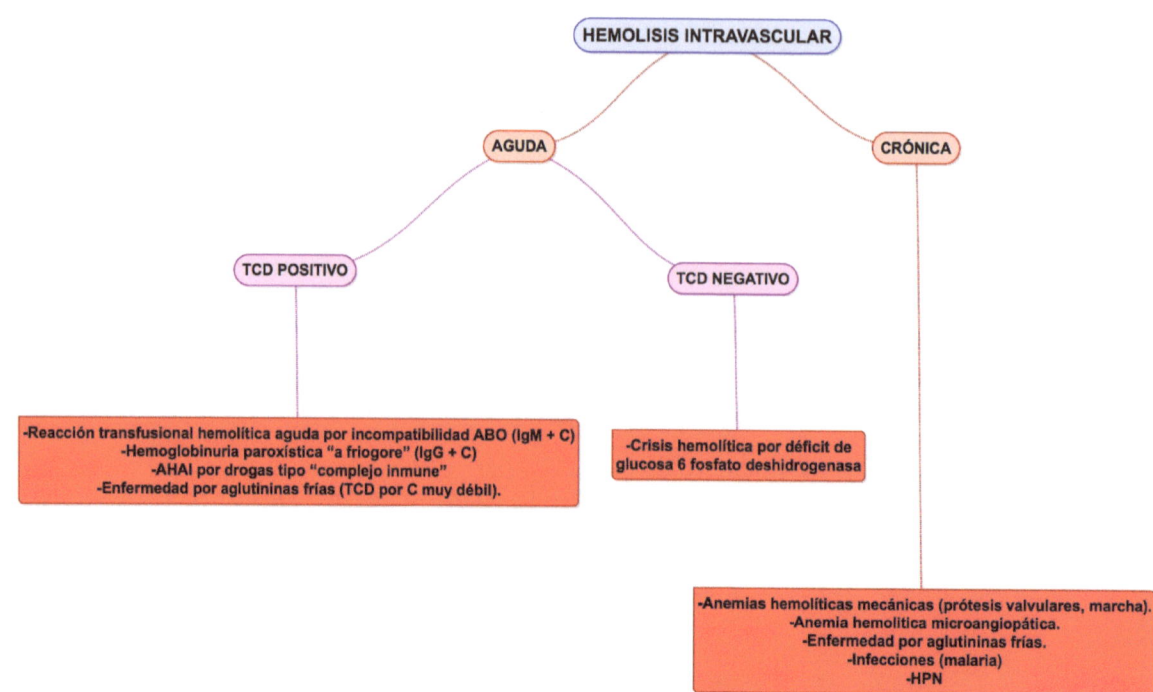

REFERENCIAS

Berenguer M, Cabañas V, Moya M, Salido E. Actualización en anemias hemolíticas. Medicine, 2016 Oct 12(20): 1148-1158.

Cabañas V, Berenguer M, Salido E, Moraleda JM. Protocolo diagnóstico de las anemias hemolíticas. Medicine, 2016 Oct 12(20): 1175-1179.

King MJ, Garçon L, Hoyer JD, Iolascon A, Picard V, Stewart G, Bianchi P, Lee SH, Zanella A. ICSH guidelines for the laboratory diagnosis of nonimmune hereditary red cell membrane disorders. International Council for Standardization in Haematology. Int J Lab Hematol. 2015 Jun;37(3):304-25.

King ML, Zanella A. Hereditary red cell membrane disorders and laboratory diagnostic testing. Int J Lab Hematol. 2013 Jun;35(3):237-43.

King MJ, Telfer P, MacKinnon H, Langabeer L, McMahon C, Darbyshire P, Dhermy D. Using the eosin-5-maleimide binding test in the differential diagnosis of hereditary spherocytosis and hereditary pyropoikilocytosis. Cytometry B Clin Cytom. 2008 Jul;74(4):244-50.

Narla J, Mohandas N. Red cell membrane disorders. Int J Lab Hematol. 2017 May;39 Suppl 1:47-52.

Sabath DE. Molecular Diagnosis of Thalassemias and Hemoglobinopathies: An ACLPS Critical Review. Am J Clin Pathol. 2017 Jun 12. doi: 10.1093.

Salido Fiérrez E, Berenguer Piqueras M. Anemias hemolíticas extracorpusculares o extrínsecas. En: Moraleda JM, editor. Pregrado de Hematología. 4ª ed. Madrid: Luzán 5; 2017. p. 157-174.

Villegas A, Ropero P, González FA, Anguita E, Espinós D. The thalassemia syndromes: molecular characterization in the Spanish population. Hemoglobin. 2001 Aug;25(3):273-83.

https://www.enerca.org/

NOTAS:

CAPÍTULO 6

MISCELANEAS

Mercedes Berenguer, Ana M. García Hernández, Eduardo Salido, Valentín Cabañas, Faustino García Candel, Raúl Pérez López, Mª. Isabel Macizo, Consuelo Funes.

6.1 ESTUDIO DE TROMBOSIS VENOSA EN EL LABORATORIO

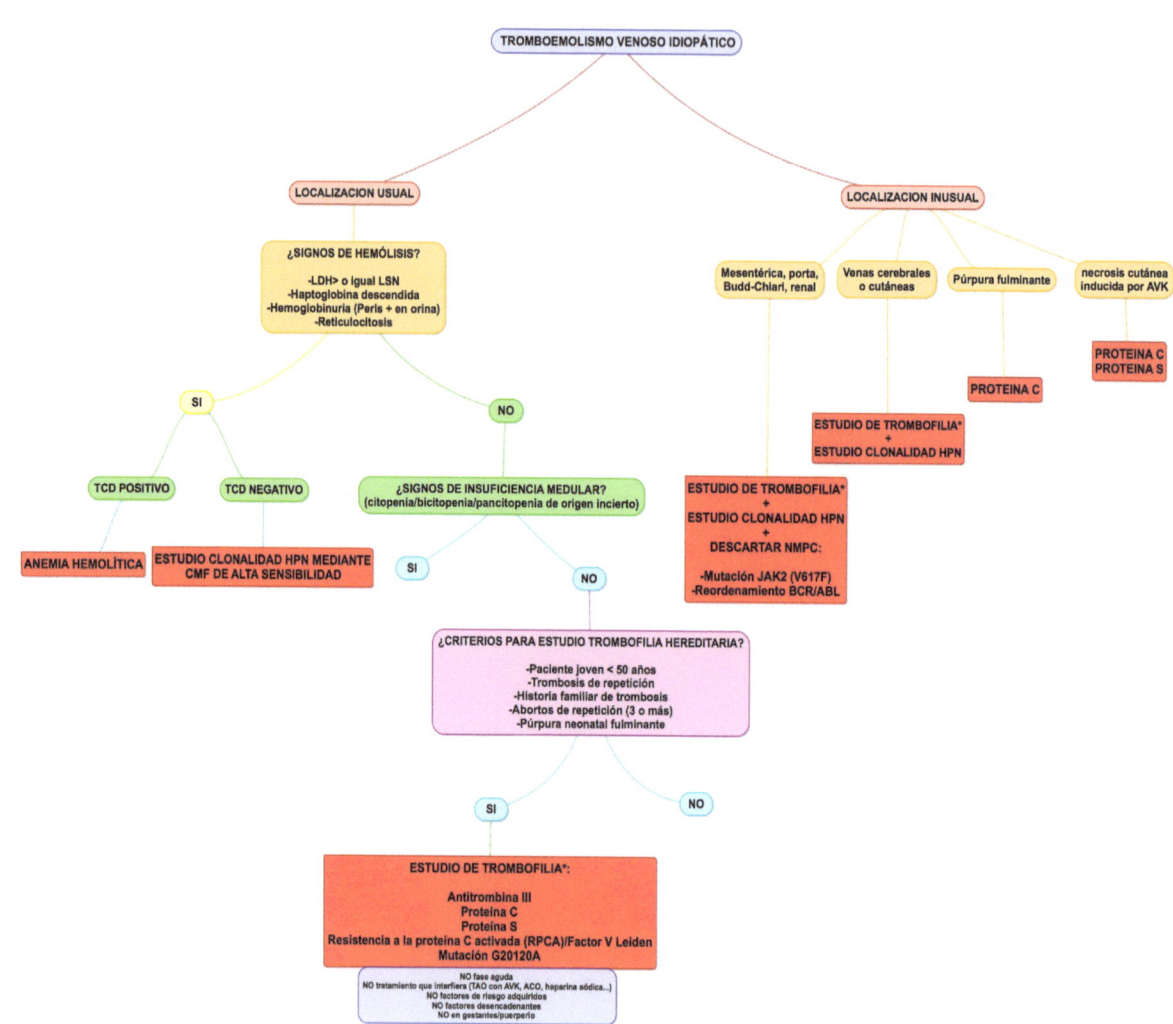

6.2 ACTITUD ANTE EL HALLAZGO DE ESQUISTOCITOS EN EL FROTIS

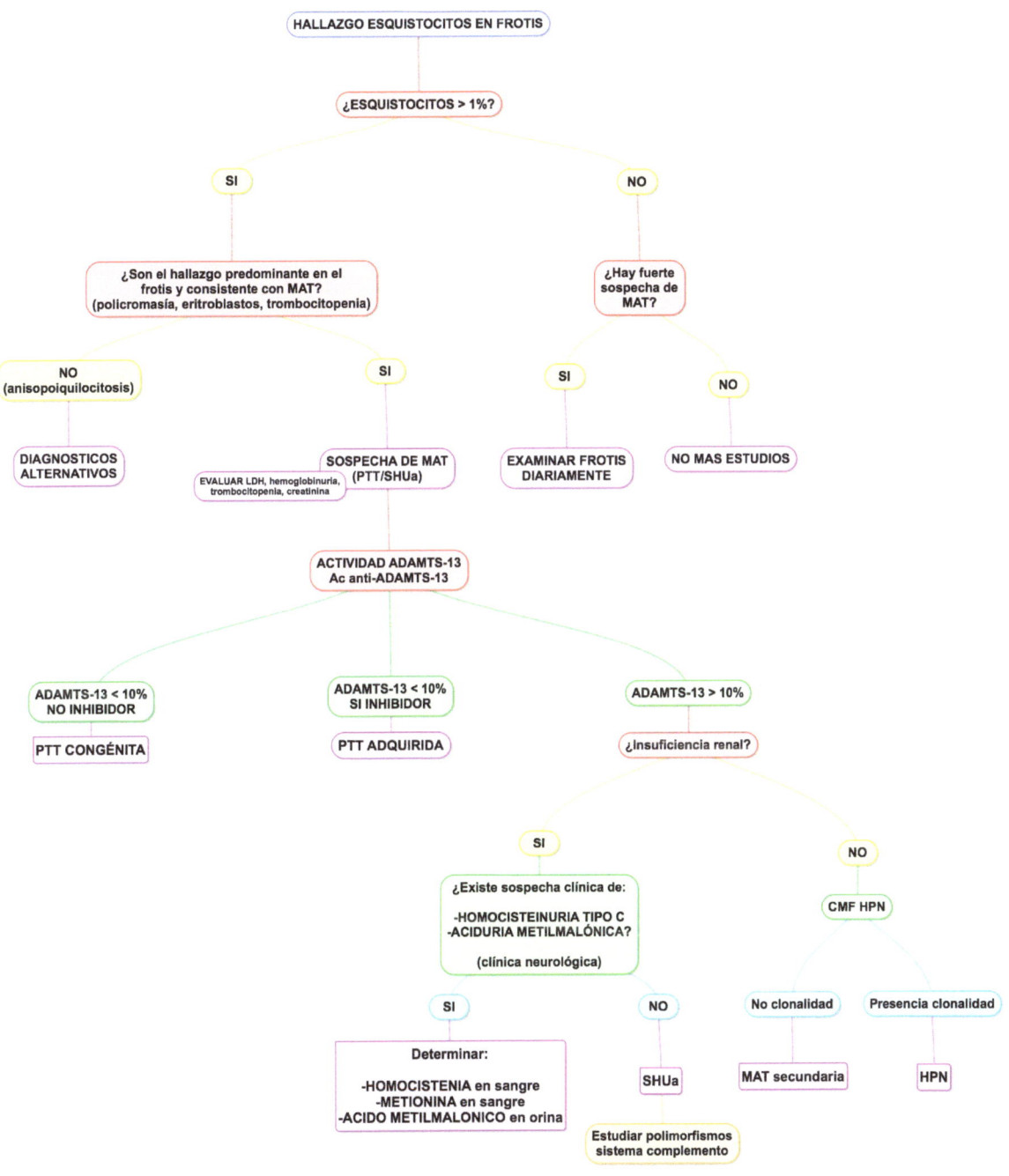

REFERENCIAS

Afshar-Kharghan V. Atypical hemolytic uremic syndrome. Hematology Am Soc Hematol Educ Program. 2016 Dec 2;2016(1):217-225.

Lozano M, CID J. Síndrome urémico hemolítico atípico: avances en el diagnóstico y el tratamiento. LVIII Congreso Nacional de la Sociedad Española de Hematología y Hemoterapia. 2016. Libro de ponencias (188-190).

Zini G, d'Onofrio G, Briggs C, Erber W, Jou JM, Lee SH, McFadden S, Vives-Corrons JL, Yutaka N, Lesesve JF Internatiol Council for Standardization in Haematology (ICSH) ICSH recommendations for identification, diagnostic value, and quantitation of schistocytes. Int J Lab Hematol. 2012;34:107–116.

NOTAS: